Guía de la Clínica Mayo sobre hipertensión

Sheldon G. Sheps, M.D.

Editor en Jefe

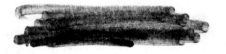

Clínica Mayo

Rochester, Minnesota

Número de tarjeta del Catálogo de la Biblioteca del Congreso: 98-68088

Edición especial pasta dura en español
ISBN 1-59084-231-6
Edición original
ISBN 1-893005-01-1

D.R. © 2001, *Mayo Foundation for Medical Education and Research.*
Todos los derechos reservados.
Edición en idioma español por Intersistemas, S.A. de C.V., México
Edición especial en pasta dura, Mason Crest Publishers, Broomall, PA

Edición en pasta dura
Mason Crest Publishers
370 Reed Road Suite 302
Broomall, PA 19008-0914
(866) MCP-BOOK (sin costo)
(610) 543 3878 Fax

Impreso en México
Primera edición en español

1 2 3 4 5 6 7 8 9 10

Hipertensión

Uno de cada cuatro adultos de Estados Unidos tiene la presión arterial alta. Usted o un miembro de su familia puede ser uno de ellos.

La presión arterial alta es una enfermedad engañosa porque causa pocos o ningún síntoma. Por eso mucha gente, tal vez incluso usted, no la consideran como un trastorno que pone en peligro la vida. Nada puede estar más lejos de la verdad. La presión arterial alta es causa principal de accidentes vasculares cerebrales, ataques cardíacos, insuficiencia cardíaca, insuficiencia renal y muerte prematura. Si no la toma en serio, puede acortar su vida 10 a 20 años.

No hay curación para la presión arterial alta. Pero las buenas noticias son que el trastorno puede prevenirse y tratarse. Cambios en su estilo de vida y, si es necesario, medicamentos pueden ayudar a controlar su presión arterial y mantenerla en un nivel seguro. En estas páginas encontrará recomendaciones que puede poner en práctica ahora para manejar mejor su presión arterial. Gran parte de la información es la que los médicos y otros profesionales de la salud de la Clínica Mayo utilizan diariamente en el cuidado de sus propios pacientes.

La Clínica Mayo

La Clínica Mayo fue pionera de la práctica de la medicina de grupo. Actualmente, con 2 000 médicos y científicos en prácticamente todas las especialidades médicas, la Clínica Mayo se dedica a proporcionar diagnóstico integral, respuestas precisas y tratamientos eficaces para la gente con trastornos médicos tanto frecuentes como raros.

Con esta profundidad de conocimiento médico, experiencia y pericia, la Clínica Mayo ocupa una posición única como recurso de información para la salud. Desde 1983, la Clínica Mayo ha publicado información confiable para la salud para millones de consumidores a través de diversos boletines, libros y servicios en la Red, todos ellos distinguidos con premios. Busque información de la Clínica Mayo para tener respuestas en las que pueda confiar para llevar una vida más sana. Los ingresos obtenidos por nuestras publicaciones apoyan los programas de la Clínica Mayo, incluyendo la educación y la investigación médica.

Personal editorial

Editor en jefe
Sheldon G. Sheps, M.D.

Editor senior
N. Nicole Spelhaug

Gerente editorial
Karen R. Wallevand

Investigador editorial
Brian M. Laing

Escritores colaboradores
Anne Christiansen
D. R. Martin
Stephen M. Miller
Susan Wichmann

Producción editorial
LeAnn M. Stee

Director creativo
Daniel J. Brevick

Diseñadora gráfica
Kathryn K. Shepel

Ilustración médica
John V. Hagen
Michael A. King

Asistentes editoriales
Roberta J. Schwartz
Reneé Van Vleet
Sharon L. Wadleigh

Asistencia secretarial
Kathleen K. Iverson

Indexación
Larry Harrison

Revisores y colaboradores

Tammy F. Adams, R.N.
Kay M. Eberman, L.P.
Sharonne N. Hayes, M.D.
Donald D. Hensrud, M.D.
John E. Hodgson, L.P.
Ingeborg A. Hunder, R.N.
Richard D. Hurt, M.D.
Todd M. Johnson, R.Ph.
Thomas M. Kastner, M.D.

Ann Koranda, R.N.
Teresa K. Kubas, R.D.
Bruce Z. Morgenstern, M.D.
Carla Morrey, R.N.
Michael A. Morrey, Ph.D.
Jennifer K. Nelson, R.D.
John G. O'Meara, R.Ph.
Sandra J. Taler, M.D.

Prefacio

C reemos que mientras más conozca sobre la presión arterial alta, más dispuesto estará a tomar las medidas necesarias para disminuir su presión arterial y mantenerla controlada. Por eso escribimos este libro.

Los últimos 25 años han traído avances importantes para identificar y tratar la presión arterial alta. La mayor atención a esta enfermedad frecuente es una de las razones principales por las que las muertes por accidentes vasculares cerebrales han disminuido aproximadamente 60 por ciento y las muertes por enfermedades cardíacas han disminuido más de 50 por ciento.

Sin embargo, la presión arterial alta sigue siendo todavía un problema serio. De los 50 millones de estadounidenses que tienen este trastorno, sólo la mitad recibe tratamiento y una cuarta parte tiene controlada su presión arterial. Esto es inquietante, considerando que la presión arterial alta puede casi siempre manejarse con éxito. Y para la gente en riesgo, puede a menudo prevenirse.

En las páginas que siguen aprenderá la forma en que se desarrolla la presión arterial alta y por qué es tan perjudicial si no se controla. Discutimos los pasos necesarios para diagnosticar la enfermedad y los factores que deben tomarse en cuenta para decidir su mejor tratamiento. Y lo que es más importante, le proporcionamos consejos prácticos y sugerencias que puede utilizar diariamente para ayudar a manejar su presión arterial. Éstos incluyen información sobre la forma de controlar su peso, mejorar su dieta, aumentar su nivel de actividad, reducir el estrés y limitar el uso del tabaco, alcohol y cafeína. También leerá respecto al uso adecuado de medicamentos, el control de la presión arterial en casa y las visitas de seguimiento. Además, tratamos temas de importancia para mujeres y poblaciones con riesgos especiales.

Los médicos, enfermeras, dietistas, farmacéuticos y educadores de la salud de la Clínica Mayo revisaron los capítulos para asegurar que usted reciba la información más reciente y precisa.

Este libro, en combinación con el consejo de su médico personal, puede ayudarle a vivir una vida más larga y más sana.

Sheldon G. Sheps, M.D.
Editor en jefe

Contenido

Capítulo 1

Cómo entender
la hipertensión arterial

C omo en muchos estadounidenses, su presión arterial puede estar demasiado alta. Eso le preocupa, y por eso está leyendo este libro. Desafortunadamente, mucha gente piensa que tener la presión arterial alta no es un problema importante. Sí lo es.

La presión arterial alta es una de las causas principales de incapacidad o muerte debida a accidente vascular cerebral, ataque cardíaco, insuficiencia cardíaca e insuficiencia renal. También es la enfermedad crónica más frecuente que enfrentan los estadounidenses. Se calcula que 50 millones de estadounidenses adultos tienen la presión arterial alta. Eso es, aproximadamente, una de cada cuatro personas de ese país. Cada año se diagnostican 2 millones de casos nuevos de la enfermedad.

Sin embargo, a menudo no se le presta la atención que merece. Casi una tercera parte de la gente afectada por presión alta ni siquiera sabe que la tiene. Una de las principales razones es que la enfermedad generalmente no produce ningún síntoma hasta que ha progresado a una etapa avanzada.

De las personas que son conscientes de su problema sólo aproximadamente la mitad recibe tratamiento. E incluso menos –sólo una cuarta parte de las personas con presión alta– tienen controlada la presión arterial.

Pero hay buenas noticias. La presión alta no tiene que ser mortal o incapacitante. El trastorno es fácil de detectar, y una vez que usted sabe que lo tiene puede tomar las medidas necesarias para disminuir la presión arterial a un nivel seguro. Los dos métodos principales para tratar la presión alta son cambios en su estilo de vida y medicinas.

Se puede vivir largo tiempo y vivir bien con presión alta. Pero tiene que estar dispuesto a hacer la parte que le corresponde y mantener la presión bajo control. Si su presión alta ha sido diagnosticada recientemente, la ha tenido durante muchos años o simplemente quiere prevenirla, este libro puede ayudarlo a aprender más sobre esta enfermedad. Encontrará también cómo la vida diaria afecta su presión arterial y las formas en que puede cambiar hábitos malos en hábitos más saludables.

Principios básicos de la presión arterial

Para controlar mejor su presión arterial, necesita saber algunas cosas básicas respecto al papel de la presión arterial y los órganos y sistemas que ayudan a regularla. Esta información hará más fácil entender cómo se desarrolla la presión alta y por qué puede ser tan perjudicial.

El sistema cardiovascular

La explicación de la presión arterial empieza con su sistema cardiovascular, el sistema responsable de que la sangre circule a través del corazón y los vasos sanguíneos (vea ilustración enk‰a página 3).

Con cada latido de su corazón, cierta cantidad de sangre sale de la cámara principal de bombeo de su corazón (ventrículo izquierdo) a una intrincada red de vasos sanguíneos y se propaga a través de su cuerpo.

Sus arterias son los vasos sanguíneos que llevan nutrientes y sangre rica en oxígeno de su corazón a los tejidos y órganos del cuerpo. La arteria más grande, llamada aorta, está conectada con el ventrículo izquierdo y funciona como el canal principal para la sangre que sale de su corazón. La aorta se ramifica en arterias más pequeñas, que a su vez dan lugar a arterias todavía más pequeñas, llamadas arteriolas.

Dentro de los tejidos y órganos de su cuerpo hay vasos sanguíneos microscópicos llamados capilares. Los capilares intercambian nutrientes y oxígeno de las arteriolas por bióxido de carbono y otros productos de desecho producidos por sus células. Esta sangre "usada" es regresada a su corazón a través de un sistema de vasos sanguíneos llamados venas.

Cuando llega a su corazón, la sangre de sus venas es enviada a los pulmones, en donde libera el bióxido de carbono y capta oxígeno. Esta sangre oxigenada es regresada a su corazón, lista para empezar otro viaje. Otros productos de desecho son extraídos al pasar la sangre a través de los riñones.

Para mantener este sistema funcionando y moviendo cinco litros y medio de sangre, se requiere cierta presión. Su presión arterial es la fuerza que se ejerce sobre las paredes de las arterias al pasar la sangre. Esta fuerza ayuda a mantener la sangre fluyendo en sus arterias.

La presión arterial se compara a menudo con la presión dentro de una manguera de jardín. Sin algún tipo de fuerza que empuje el agua, ésta no podría llegar de un extremo a otro de la manguera.

Reguladores de la presión arterial

Varios factores ayudan a controlar su presión arterial y no dejan que aumente o disminuya demasiado. Incluyen tres órganos principales. El corazón, las arterias y los riñones.

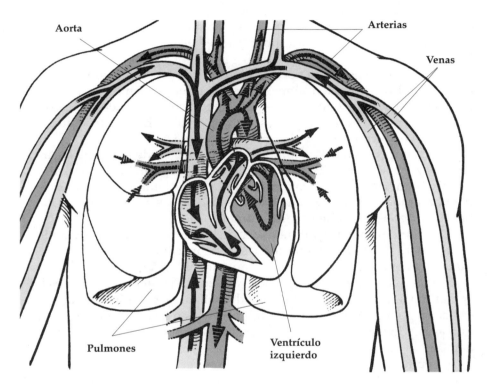

Cada vez que su corazón late, la sangre sale del lado izquierdo del corazón (ventrículo izquierdo) al vaso sanguíneo grande (aorta) que transporta la sangre a las arterias. La sangre regresa al corazón a través de las venas. Antes que circule de nuevo, la sangre de las venas es enviada a los pulmones para captar oxígeno.

El corazón. Cuando el corazón envía sangre a la arteria principal (aorta), se crea cierta cantidad de fuerza por la acción de bombeo del músculo cardíaco. Mientras más tiene que trabajar el músculo cardíaco para enviar la sangre, mayor fuerza se ejerce sobre sus arterias.

Las arterias. Para acomodar el flujo de sangre que viene del corazón, las arterias están revestidas de músculos lisos que les permiten expanderse y contraerse al pasar la sangre. Mientras más "elásticas" son las arterias, menos resistentes son al flujo de sangre y menos fuerza se ejerce sobre sus paredes. Cuando las arterias pierden su elasticidad o se estrechan, la resistencia al flujo de sangre aumenta y se requiere una fuerza adicional para impulsar la sangre a través de los vasos.

Los riñones. Los riñones regulan la cantidad de sodio que contiene el cuerpo y el volumen de agua que circula. El sodio retiene agua. Por lo tanto, mientras más sodio tiene el cuerpo, más agua está contenida en la sangre. Este exceso de líquido puede aumentar la presión arterial. Además, demasiado sodio puede hacer que los vasos se estrechen.

Otros factores. Su sistema nervioso central y muchas hormonas y enzimas influyen también sobre su presión arterial. Dentro de las paredes del corazón y de varios vasos sanguíneos se encuentran estructuras en forma de nudos llamados barorreceptores. Estas estructuras funcionan en forma similar al termostato de una casa. Los barorreceptores controlan continuamente la presión de la sangre en las arterias y venas. Si perciben un cambio de presión, envían señales al cerebro para hacer más lenta o más rápida la frecuencia del corazón y para hacer más amplias o más estrechas las arterias, para mantener la presión arterial dentro del rango normal.

El cerebro responde a los mensajes de los barorreceptores enviando señales para que se liberen hormonas y enzimas que afectan el funcionamiento del corazón, vasos sanguíneos y riñones. Una de las hormonas que afectan más significativamente a la presión arterial es la epinefrina, también conocida como adrenalina. La epinefrina es liberada en el cuerpo durante períodos de mucho estrés o tensión, como cuando está asustado o cuando está muy apresurado para terminar un trabajo a tiempo.

La epinefrina hace que las arterias se estrechen y que las contracciones del corazón se vuelvan más fuertes y más rápidas, aumentando la presión en las arterias. La gente se refiere a menudo a la liberación de epinefrina como estar "acelerado" o con una "descarga de adrenalina".

Qué significan las cifras

La presión arterial se determina midiendo la presión dentro de sus arterias. Esto se hace con un instrumento llamado esfigmomanómetro. Incluye un manguito inflable que se envuelve alrededor del brazo, una bomba de aire y una columna de mercurio o un medidor de presión estandarizado. La presión arterial se expresa en milímetros de mercurio (mm Hg). La determinación se refiere a qué tanto puede elevar la presión de sus arterias una columna de mercurio.

Dos determinaciones

Dos cifras están involucradas en una lectura de la presión arterial. Ambas son importantes. La primera de las dos es la presión sistólica. Es la presión en las arterias cuando el corazón se contrae y envía sangre a la aorta. La segunda cifra es la presión diastólica. Dice qué tanta presión queda en las arterias entre latidos, cuando el corazón se está relajando y llenando de sangre. El músculo cardíaco debe relajarse completamente antes que pueda contraerse de nuevo. Durante este tiempo, su presión arterial disminuye.

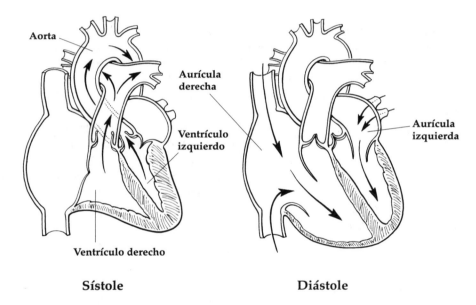

Aorta

Aurícula derecha

Ventrículo izquierdo

Aurícula izquierda

Ventrículo derecho

Sístole   Diástole

Durante la sístole (izquierda), su músculo cardíaco envía la sangre fuera de las cámaras de bombeo del corazón (ventrículos). La sangre del lado derecho del corazón va a los pulmones y la del lado izquierdo va al vaso sanguíneo grande (aorta) que alimenta sus arterias. Durante la diástole (derecha) su músculo cardíaco se relaja y dilata para permitir que la sangre fluya a las cámaras de bombeo desde las cámaras que conservan la sangre (aurículas).

Las dos cifras se escriben generalmente en forma de quebrado: la presión sistólica está arriba o a la izquierda y la presión diastólica está abajo o a la derecha. Cuando se dicen verbalmente, generalmente se utiliza la palabra "sobre" para separar las dos cifras.

Al nacer, la presión arterial es cercana a 90/60 mm Hg, o 90 "sobre" 60. Durante la infancia, aumenta lentamente. Una vez que usted se convierte en adulto, el rango normal de la presión arterial se extiende entre 120/80 mm Hg y 139/89 mm Hg. Sin embargo, presiones sistólicas entre 130 y 139 mm Hg y presiones diastólicas entre 85 y 89 mm Hg se encuentran en los extremos de lo que se considera un nivel seguro. Las lecturas dentro de este rango a menudo son referidas como limítrofe o normal-alta (vea cuadro en la página 7).

Una presión arterial óptima o ideal es de 120/80 mm Hg o menos. Ésta es la que debe tratar de tener, si es posible. Si usted toma medicamentos para la presión arterial alta, puede no ser razonable o tolerable llevar la presión arterial hasta esas cifras.

Altas y bajas diarias

Una lectura de la presión arterial refleja sólo la presión arterial en el momento en que se midió. A través del día, la presión arterial fluctúa naturalmente. Aumenta durante los periodos de actividad cuando el corazón tiene que trabajar más, como cuando hace ejercicio. Y disminuye con el reposo cuando hay menos demandas sobre el corazón, como cuando usted duerme. La presión arterial fluctúa también con los cambios de posición del cuerpo, como cuando cambia de estar acostado o sentado a una posición de pie. El alimento, el alcohol, el dolor, el estrés y las emociones fuertes aumentan también la presión arterial. Estas altas y bajas diarias son perfectamente normales.

La presión arterial cambia incluso según la hora del día. La presión en las arterias sigue una fluctuación natural durante un periodo de 24 horas. Generalmente es más alta en las horas de la mañana después de despertar y empezar a estar activo. Habitualmente permanece igual durante el día y en la noche empieza a disminuir. Llega a su nivel más bajo en las horas tempranas de la madrugada mientras está dormido. Este patrón de 24 horas se conoce como ritmo circadiano. Su cuerpo tiene más de 100 ritmos circadianos, y cada uno influye sobre una diferente función.

Si usted trabaja en la noche, el ritmo circadiano de su presión arterial es diferente y se acomoda estrechamente a su horario de trabajo y descanso. Eso es porque muchos ritmos circadianos cambian con patrones alterados de actividad.

Cómo se obtiene una lectura exacta

Para tener una buena indicación de cuál es su presión arterial promedio, el mejor momento para medirla es durante el día, después que ha estado activo varias horas. Si practica ejercicio en la mañana, es mejor determinar la presión arterial antes o varias horas después. Después de la actividad física la presión arterial permanece en un nivel bajo temporal una o dos horas. Las determinaciones practicadas en este tiempo no reflejan la presión promedio.

Tampoco debe fumar o beber cafeína o alcohol 30 minutos antes de medir la presión arterial. El tabaco y la cafeína pueden aumentar temporalmente la presión. El alcohol puede disminuir temporalmente la presión arterial. En algunas personas, sin embargo, el alcohol tiene el efecto opuesto. Aumenta la presión arterial. Además, debe esperar cinco minutos después de sentarse antes de tomar una lectura, para que la presión arterial tenga tiempo de ajustarse al cambio de posición y actividad.

¿Qué es la hipertensión arterial?

Cuando el complejo sistema que regula la presión arterial no funciona como debe, puede desarrollarse demasiada presión dentro de las arterias. La presión aumentada en las arterias que continúa persistentemente es llamada presión arterial alta.

El término médico para el trastorno es hipertensión, que significa tensión alta en las arterias. La hipertensión no significa tensión nerviosa, como mucha gente cree a menudo. Usted puede ser una persona tranquila y relajada y tener presión arterial alta.

Clasificación de la presión arterial alta

	Sistólica (mm Hg)		Diastólica (mm Hg)
Óptima*	120 o menos	y	80 o menos
Normal	129 o menos	y	84 o menos
Normal-alta	130-139	o	85-89
Hipertensión			
Grado 1†	140-159	o	90-99
Grado 2†	160-179	o	100-109
Grado 3†	180 o más	o	110 o más

*Presión óptima en relación con el riesgo cardiovascular.
†Basado en el promedio de dos o más determinaciones tomadas en dos o más visitas después de un escrutinio inicial.
Institutos Nacionales de Salud. Sexto Informe del Comité Nacional Conjunto sobre la Prevención, Detección, Evaluación y Tratamiento de la Presión Arterial Alta, 1997.

La presión arterial se considera alta si la presión sistólica es consistentemente de 140 mm Hg o más, la presión diastólica es consistentemente de 90 mm Hg o más, o ambas.

Hay tres grados diferentes de presión arterial alta, basados en un orden creciente de seriedad. Se refieren simplemente como grado 1, 2 y 3. Los términos "leve" y "moderada" ya no se usan para definir niveles de presión arterial alta para evitar la posibilidad de que la gente crea equivocadamente que la presión leve o moderada no tiene importancia.

Por lo general, la presión arterial alta se desarrolla lentamente. En la mayoría de los casos, la gente empieza con presión normal que progresa a presión limítrofe (normal-alta) y, posteriormente, a presión arterial alta grado 1. En las personas cuya presión arterial no está controlada, la mayoría –casi 75 por ciento– tiene presión arterial alta grado 1. Aproximadamente 20 por ciento tiene enfermedad grado 2, y 5 por ciento tiene presión arterial grado 3.

Si no se trata, la fuerza excesiva de la sangre puede dañar muchos de los órganos y tejidos del cuerpo. Mientras más alto es el grado de la presión arterial, mayor riesgo tiene que pueda ocurrir daño. Sin embargo, incluso la presión arterial grado 1 puede ser perjudicial si continúa durante un periodo de varios meses o años.

Cuando se combina con otros factores perjudiciales para la salud, como la obesidad o fumar, el riesgo de daño por la presión arterial alta es todavía mayor.

Síntomas

La hipertensión arterial a menudo es llamada el "asesino silencioso" porque no produce ningún signo o síntoma que le adviertan que tiene un problema.

La gente piensa a menudo que los dolores de cabeza, mareos o hemorragias de la nariz son signos de advertencia frecuentes de presión arterial alta. Es cierto que unas cuantas personas con presión arterial alta en etapa temprana tienen un dolor sordo en la parte posterior de la cabeza cuando despiertan en la mañana. O tal vez tienen más hemorragias nasales de lo normal. Pero generalmente, la mayoría de la gente no presenta ningún signo o síntoma.

Se puede tener la presión arterial alta durante años sin saberlo. De hecho, en este momento aproximadamente 15 millones de estadounidenses no tienen idea de que su presión arterial es demasiado alta. El trastorno se descubre con frecuencia durante un examen médico de rutina, cuando un médico o una enfermera toman la presión arterial.

Signos y síntomas tales como dolor de cabeza, mareo o hemorragia nasal no ocurren típicamente hasta que la presión arterial alta ha avanzado a un grado mayor, que posiblemente pone en peligro la vida. Sin embargo, incluso algunas personas con presión arterial alta grado 3 no presentan ningún signo o síntoma.

Otros síntomas que algunas veces se asocian a la presión arterial alta, como transpiración excesiva, calambres musculares, debilidad, micción frecuente o latidos cardíacos rápidos o irregulares (palpitaciones), son

Si la presión arterial baja demasiado

Generalmente, mientras más baja es la presión arterial, mejor. Pero en algunos casos, la presión arterial puede bajar demasiado, así como puede subir demasiado. La presión arterial baja, llamada hipotensión, puede poner en peligro la vida si disminuye a niveles peligrosamente bajos. Sin embargo, esto es raro.

La presión arterial baja crónica –presión que está por debajo de lo normal pero no peligrosa– es bastante común. Puede resultar de varios factores, incluyendo las medicinas para tratar la presión alta y las complicaciones de la diabetes. La etapa media (segundo trimestre) del embarazo puede causar también una presión arterial normal-baja.

Un efecto secundario potencialmente peligroso de la presión arterial baja crónica es la hipotensión postural. Es un trastorno en el cual se siente mareado al ponerse de pie demasiado rápidamente.

Cuando se pone de pie, la fuerza de la gravedad hace que la sangre se acumule en las piernas, lo que produce una disminución súbita de la presión arterial. Normalmente el sistema que regula su presión arterial contrarresta la disminución casi simultáneamente, estrechando los vasos sanguíneos y aumentando el volumen de sangre que sale del corazón. Como resultado, cuando usted cambia de postura, no presenta ningún síntoma.

Pero si la presión arterial es crónicamente baja el cuerpo tarda más en responder al cambio de presión cuando se pone de pie. La hipotensión postural tiende también a ser más frecuente con la edad avanzada, ya que las señales nerviosas y las respuestas del sistema regulador se hacen más lentas. El peligro es que si se marea demasiado o pierde la conciencia, puede caerse y golpearse.

Generalmente, puede evitar este problema parándose más lentamente y asiéndose de algo mientras lo hace. También, espere unos segundos después de ponerse de pie y antes de caminar, para que el cuerpo tenga tiempo de ajustarse al cambio de presión. Cruzar las piernas y presionar los muslos (como tijeras) después de ponerse de pie puede ayudar porque se reduce el flujo de sangre a sus piernas.

Sin embargo, consulte con su médico si presenta mareo persistente o desmayos. Puede tener otro problema de salud que cause estos síntomas o que haga que sean más intensos de lo habitual.

generalmente causados por otros trastornos que pueden llevar a una
presión arterial alta no controlada.

Complicaciones

La presión arterial alta necesita controlarse porque con el tiempo la fuerza
excesiva sobre las paredes de las arterias puede dañar seriamente muchos
de los órganos vitales del cuerpo. Generalmente, mientras más alta es la
presión arterial o más tiempo está sin control, mayor es el daño y de nuevo,
cuando los síntomas aparecen, puede ya haber ocurrido el daño.

Muchos estudios han demostrado una relación directa entre la presión
arterial alta no controlada y el aumento del riesgo de accidentes vasculares
cerebrales, ataques cardíacos e insuficiencia cardíaca y renal. Los sitios del
cuerpo típicamente más afectados por la presión arterial alta incluyen las
arterias, el corazón, el cerebro, los riñones y los ojos.

Las arterias

El daño a las arterias por la presión alta puede causar arteriosclerosis,
aterosclerosis y aneurismas.

Arteriosclerosis. Las arterias sanas son como los músculos sanos.
Son flexibles, fuertes y elásticas. Su revestimiento interior es liso,
pudiendo fluir la sangre a través de ellas sin restricción. Pero con los
años, demasiada presión en las arterias puede hacer que las paredes se
hagan gruesas y rígidas.

El término arteriosclerosis significa endurecimiento de las arterias.
Viene del griego "sklerosis", que quiere decir endurecimiento. Algunas
veces, pueden sentirse las arterias rígidas en los antebrazos, que pueden
semejar tubos pequeños y duros.

Aterosclerosis. La presión arterial alta puede acelerar la acumulación de
depósitos de grasa en las paredes de las arterias. El nombre aterosclerosis
viene del griego "ather" que significa avena cocida, porque los depósitos de
grasa son blandos y semejantes a este material.

Cuando la pared interna de una arteria está dañada, las células de la
sangre llamadas plaquetas se aglutinan en el sitio del daño. Además, los
depósitos de grasa también se unen al sitio. Inicialmente, los depósitos
son sólo estrías de células que contienen grasa. Pero al acumularse los
depósitos invaden algunas de las capas más profundas de las paredes de
las arterias, haciendo que las paredes se vuelvan ásperas. Las
acumulaciones grandes de depósitos de grasa son llamadas placas. Con
el tiempo, la placa puede endurecerse.

El peligro más grande de la formación de la placa es el estrechamiento
del canal a través del cual fluye la sangre. Cuando esto sucede, los órganos
y tejidos a los que la arteria lleva la sangre no reciben su cuota completa. El
cuerpo responde a la disminución de sangre aumentando la presión arterial

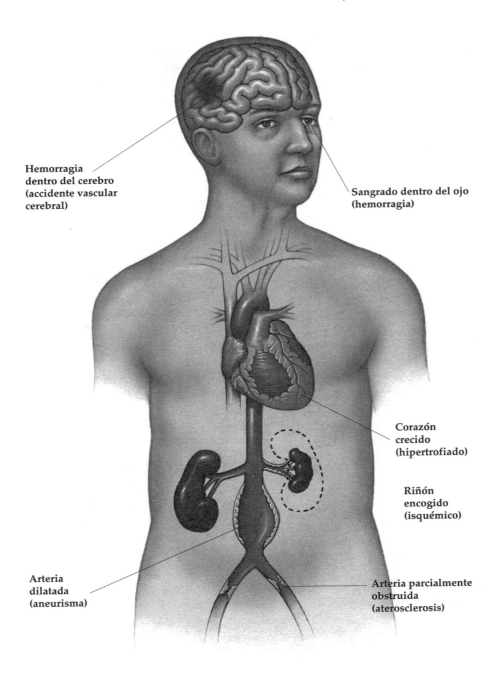

Hemorragia
dentro del cerebro
(accidente vascular
cerebral)

Sangrado dentro del ojo
(hemorragia)

Corazón
crecido
(hipertrofiado)

Riñón
encogido
(isquémico)

Arteria
dilatada
(aneurisma)

Arteria parcialmente
obstruida
(aterosclerosis)

Si no se trata, la presión arterial alta puede dañar tejidos y órganos del cuerpo. Los sitios del cuerpo más afectados por la presión arterial alta incluyen las arterias, corazón, cerebro, riñones y ojos.

para mantener un flujo de sangre adecuado. El aumento de la presión arterial lleva a mayor daño del vaso sanguíneo, iniciándose un círculo vicioso. Además, se puede romper la placa y bloquear la arteria, causando un coágulo de sangre, o viajar con la sangre hasta que se aloja en una arteria más pequeña.

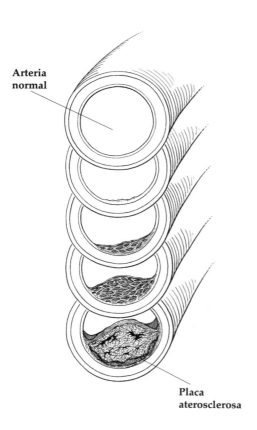

Arteria normal

Placa aterosclerosa

En la aterosclerosis, los depósitos de las placas se acumulan gradualmente en el revestimiento de las arterias. Al aumentar de tamaño los depósitos, la circulación de la sangre disminuye y la presión arterial aumenta. Esto incrementa el riesgo de ataque cardíaco, accidente vascular cerebral y otros problemas vasculares.

La arteriosclerosis y la aterosclerosis pueden ocurrir en arterias de cualquier parte del cuerpo, pero las enfermedades afectan más frecuentemente arterias del corazón, cerebro y riñones. **Aneurisma.** Cuando el vaso sanguíneo pierde elasticidad y se debilita, un sitio en su pared puede abombarse y hacer protrusión. Los aneurismas ocurren más frecuentemente en una arteria del cerebro o en la porción inferior de la aorta que pasa por el abdomen. El peligro de un aneurisma es que puede dejar salir sangre o romperse, causando una hemorragia que pone en peligro la vida.

En sus etapas tempranas, los aneurismas generalmente no producen síntomas. En etapas más avanzadas, un aneurisma en una arteria del cerebro puede producir dolor de cabeza severo que no desaparece. Un aneurisma abdominal avanzado puede producir dolor constante en el abdomen o en la parte baja de la espalda. Ocasionalmente, durante un examen físico el médico puede detectar un aneurisma abdominal sintiendo que el vaso pulsa al presionar ligeramente en su abdomen.

Mientras más pronto se controle la presión arterial, hay menos probabilidad de que estas afecciones de los vasos sanguíneos ocurran o se agraven.

El corazón

La presión arterial alta puede dañar el corazón en tres formas significativas.

Cardiopatía coronaria. La causa principal de muerte en personas con presión arterial alta no controlada es una o más complicaciones de la cardiopatía coronaria. La cardiopatía coronaria se refiere al daño a las arterias principales (coronarias) que llevan sangre al músculo cardíaco. Es frecuente la acumulación de placas en estas arterias en personas con presión arterial alta. La placa reduce el flujo de sangre al músculo cardíaco, y puede llevar a un ataque cardíaco si el músculo cardíaco se priva de sangre.

Hipertrofia ventricular izquierda. La presión arterial es como un peso o carga que el músculo cardíaco debe levantar. Cuando el corazón bombea sangre a la aorta, tiene que impulsar la sangre contra la presión en las arterias. Mientras más alta es la presión, más fuerte tiene que trabajar el músculo. Y como cualquier otro músculo, mientras más trabaja el músculo cardíaco, más grande se vuelve.

Finalmente, el corazón no puede con la carga excesiva de trabajo, y la pared muscular de su cámara principal de bombeo (ventrículo izquierdo) empieza a aumentar de espesor (hipertrofia). Al hacerse más grande el ventrículo, requiere aumento del aporte de sangre. Debido a que la presión arterial alta también hace que los vasos sanguíneos que irrigan el corazón se estrechen, a menudo los vasos no pueden proveer suficiente sangre para satisfacer las necesidades del corazón. La hipertrofia ventricular izquierda se asocia a un riesgo mayor de muerte súbita y ataque cardíaco.

Insuficiencia cardíaca. Cuando el músculo del corazón se hace más grande, puede debilitarse y ser menos eficiente. Básicamente, requiere más fuerza para bombear menos sangre. Esto puede llevar a insuficiencia cardíaca. En este trastorno, el corazón no es capaz de bombear lo suficientemente rápido la sangre que regresa. Como resultado, el líquido puede retroceder y empezar a acumularse en los pulmones, piernas y otros tejidos.

La acumulación de líquido se llama edema. Cuando el líquido se acumula en los pulmones, produce falta de aire. La acumulación de líquido en las piernas hace que se hinchen los pies y tobillos.

Controlando la presión arterial alta durante cinco años o más se reduce mucho el riesgo de estas enfermedades cardiovasculares. El riesgo de un ataque cardíaco disminuye 20 por ciento, y el riesgo de insuficiencia cardíaca disminuye más de 50 por ciento.

El cerebro

La presión arterial alta aumenta significativamente las probabilidades de tener un accidente vascular cerebral. De hecho, la presión alta es el factor de riesgo más importante. Se estima que 70 por ciento de los accidentes vasculares cerebrales ocurre en personas con presión alta.

El accidente vascular cerebral, llamado también ataque cerebral, es un tipo de lesión cerebral causada por bloqueo o ruptura de un vaso sanguíneo en el cerebro, que altera el aporte de sangre al cerebro. Hay dos tipos principales de accidentes vasculares cerebrales: isquémico y hemorrágico.

Accidente vascular cerebral isquémico. Estos accidentes vasculares cerebrales son los más frecuentes, siendo responsables de 80% de todos los accidentes vasculares cerebrales. Son el resultado de un coágulo de sangre originado por la acumulación de placa en una arteria. La placa hace que la superficie interior del vaso sanguíneo se vuelva áspera, forzando la sangre a circular alrededor de la placa, lo que puede precipitar el desarrollo de un coágulo. Más de la mitad de los accidentes vasculares cerebrales isquémicos son causados por coágulos de sangre estacionarios (trombóticos) que se desarrollan en las arterias que salen del corazón y llegan al cerebro. Las arterias del cuello (carótidas) son los sitios más frecuentes de desarrollo de coágulos.

Una forma menos frecuente de accidente vascular cerebral isquémico ocurre cuando un pequeño fragmento de sangre coagulada se desprende de la pared de una arteria grande y llega a arterias más pequeñas del cerebro. También puede desprenderse un coágulo de una cámara del corazón. Si el coágulo en movimiento (émbolo) se aloja en una arteria pequeña y bloquea el flujo de sangre a una porción del cerebro, ocurre un accidente vascular cerebral.

Los accidentes vasculares cerebrales isquémicos generalmente afectan la porción del cerebro que controla el movimiento, el lenguaje y los sentidos.

Accidentes vasculares cerebrales hemorrágicos. Este tipo de accidentes vasculares cerebrales ocurre cuando un vaso sanguíneo del cerebro deja salir sangre o se rompe. La sangre de la hemorragia llega al tejido cerebral circundante, dañando el tejido. Las células del cerebro que se encuentran más allá de salida de sangre o de ruptura se dañan también porque están privadas de sangre.

Una causa de accidente vascular cerebral hemorrágico es un aneurisma. Un pequeño desgarro en una arteria cerebral puede también hacer que se fugue sangre. Los accidentes vasculares cerebrales hemorrágicos son menos frecuentes, pero más letales.

Las buenas noticias son que la mejor detección y tratamiento de la presión arterial alta en los últimos 25 años ha contribuido a una disminución impresionante en el número de accidentes vasculares cerebrales. Cuando la presión arterial disminuye con tratamiento adecuado, su riesgo de accidente vascular se reduce notablemente –40 por ciento en un período de dos a cinco años.

Además, medicamentos anticoagulantes administrados en las primeras horas después de la aparición de síntomas de un accidente vascular cerebral isquémico pueden reducir enormemente la discapacidad producida por estos accidentes.

Los riñones

Una quinta parte de la sangre bombeada por el corazón llega a los riñones. Estructuras diminutas que funcionan como filtros en sus riñones, llamados nefronas, filtran los productos de desecho de la sangre, que son excretados después en la orina. Los riñones controlan también el balance de minerales, ácidos y agua de la sangre. La presión arterial alta puede interferir con este intrincado proceso haciendo que finalmente fallen los riñones.

Cuando los vasos sanguíneos de los riñones se debilitan o estrechan debido a presión arterial alta, el flujo de sangre a las nefronas disminuye y los riñones no pueden eliminar todos los productos de desecho de la sangre. Con el tiempo, éstos se pueden acumular en la sangre y los riñones pueden disminuir de tamaño y dejar de funcionar. La presión arterial alta y la diabetes son las causas más frecuentes de insuficiencia renal.

Cuando los riñones dejan de funcionar, se necesita diálisis renal, y se puede necesitar un trasplante. La diálisis renal es un proceso por el cual los productos de desecho de la sangre son filtrados por una máquina. Un cirujano crea un acceso para que la sangre salga y regrese al cuerpo durante la diálisis. Habitualmente el acceso es en el antebrazo.

Debido a que parte del papel de los riñones es ayudar a controlar la presión arterial regulando la cantidad de sodio y agua en la sangre, el daño a los riñones puede agravar su presión arterial alta. Esto puede producir un ciclo destructivo que, finalmente, tiene como resultado un aumento de la presión arterial y falla gradual de los riñones para extraer las impurezas de la sangre.

El control de la presión arterial alta puede reducir la progresión de daño renal a la insuficiencia renal.

Los ojos

La presión arterial alta acelera el envejecimiento normal de los pequeños vasos sanguíneos de sus ojos. En casos severos, puede incluso llevar a pérdida de la visión. En las primeras etapas de la enfermedad los vasos sanguíneos se hacen más gruesos y estrechos. Finalmente, se desarrollan bloqueos que pueden comprimir las venas cercanas, interfiriendo con el flujo de sangre en éstas.

La presión arterial alta también puede provocar que los pequeños vasos sanguíneos de la retina se rasguen, permitiendo la salida de sangre y fluidos al tejido que los rodea. Ocasionalmente, un simple examen de los ojos lleva al descubrimiento de la presión arterial alta. Si se dirige una luz brillante a los ojos, los pequeños vasos sanguíneos de la parte posterior del ojo (retina) se hacen visibles. En las primeras etapas de la enfermedad los vasos sanguíneos se hacen más gruesos y estrechos. Finalmente, se desarrollan bloqueos que pueden comprimir las venas cercanas, interfiriendo con el flujo de sangre en éstas. La presión arterial alta también puede provocar que los pequeños vasos sanguíneos de la retina se rasguen permitiendo la salida de sangre y fluidos al tejido que los rodea. En casos severos, el nervio que lleva las señales visuales de la retina al cerebro (nervio óptico) puede empezar a hincharse. Esto puede causar pérdida de la visión.

El daño a las arterias de la retina es una buena indicación de que los vasos sanguíneos de otras partes del cuerpo también han sido dañados.

El tratamiento temprano puede generalmente prevenir complicaciones de los ojos.

Resumen

Puntos claves para recordar de este capítulo:

- La presión arterial es necesaria para tener un flujo adecuado de sangre en el corazón y vasos sanguíneos
- Ambas cifras de la presión arterial son igualmente importantes.
- La presión arterial alta se refiere a presión arterial sistólica consistentemente en 140 mm Hg o más, presión diastólica consistentemente en 90 mm de Hg o más, o ambas.
- Aproximadamente 50 millones de estadounidenses tienen presión arterial alta, pero sólo una cuarta parte tiene la enfermedad bajo control.
- La presión arterial alta es llamada a menudo el asesino silencioso porque típicamente no produce síntomas.
- Si no se trata, la presión arterial alta puede llevar a accidente vascular cerebral, ataque cardíaco, insuficiencia cardíaca o insuficiencia renal.
- Controlando la presión arterial alta, reduce significativamente el riesgo de incapacidad o muerte relacionada con la enfermedad.

Capítulo 2

¿Quién está en riesgo?

*A*nte cualquier enfermedad, es natural que quiera conocer cuál es la causa. ¿Por qué ocurre en unas personas y no en otras? Desafortunadamente, con la presión arterial alta, la razón por la que se desarrolla es desconocida en la mayoría de los casos.

Sin embargo, es claro que ciertos factores pueden poner en mayor riesgo de presión arterial alta. Conociendo cuáles son estos factores, puede tomar las medidas necesarias para minimizar el riesgo y posiblemente prevenir que ocurra la enfermedad.

Hipertensión arterial esencial

Hay dos formas de hipertensión arterial: esencial y secundaria. La esencial es la más frecuente. Aproximadamente 95% de la gente con hipertensión tiene enfermedad esencial, también conocida como hipertensión arterial primaria.

La hipertensión esencial difiere de la hipertensión secundaria en que no tiene causa obvia. En la gran mayoría de la gente que tiene hipertensión arterial, es difícil encontrar exactamente qué es lo que precipita el aumento de la presión arterial.

Los investigadores están estudiando la posibilidad de que los genes sean responsables del desarrollo de la hipertensión. Pero se duda que puedan relacionar un defecto genético específico con la enfermedad esencial. Con mayor probabilidad, la hipertensión esencial es resultado de una combinación de factores relacionados con:

- Movimiento (dilatación y contracción) de vasos sanguíneos
- Aumento de líquido en la sangre
- Funcionamiento de los sensores del flujo sanguíneo (barorreceptores)
- Producción de sustancias químicas que influyen en la forma en que funcionan los vasos sanguíneos

- Secreción de hormonas
- Volumen de sangre bombeada por el corazón
- Control nervioso de su sistema cardiovascular

Factores de riesgo

Ciertos rasgos genéticos o hábitos del estilo de vida desempeñan un papel importante en el desarrollo de la hipertensión arterial esencial. Generalmente, mientras más factores de riesgo se tiene, mayor es la probabilidad de desarrollar presión arterial alta durante la vida. Se puede controlar la mayoría de los factores de riesgo.

Factores de riesgo inmodificables

Hay cuatro factores principales de riesgo de la hipertensión arterial que no se pueden controlar.

Raza. La hipertensión arterial ocurre casi dos veces más frecuentemente en negros de ascendencia afroamericana que en blancos. Las tasas más elevadas de presión alta en Estados Unidos se encuentran en los negros que viven en los estados del sureste.

La presión alta generalmente se desarrolla a una edad menor en los negros. Además, generalmente es más severa y tiende a progresar más rápidamente. Éstas son las razones principales por las que los negros tienen la tasa de muerte más elevada por complicaciones relacionadas con la enfermedad.

En algunas poblaciones indígenas de Estados Unidos, la prevalencia de presión arterial alta es también mayor que en los blancos. En los hispanos, la presión arterial alta es un poco menos frecuente que en los blancos.

Edad. El riesgo de presión arterial alta aumenta con la edad. Aun cuando la presión arterial alta puede ocurrir a cualquier edad, se detecta más frecuentemente en personas de 35 años o más. En los estadounidenses de 65 años o mayores, más de la mitad tienen presión arterial alta.

Es bastante común que su presión arterial aumente ligeramente con la edad. Esto se debe a menudo a cambios naturales del cuerpo que afectan el corazón, vasos sanguíneos y hormonas. Sin embargo, cuando estos cambios se combinan con otros factores de riesgo, pueden llevar al desarrollo de presión arterial alta.

Antecedentes familiares. La presión arterial alta tiende a verse en familias. Si uno de los padres tiene la presión alta se tiene aproximadamente 25 por ciento de probabilidades de desarrollarla durante la vida. Si tanto la madre como el padre tienen la presión alta, tiene 60 por ciento de probabilidades de adquirir la enfermedad.

Los estudios en gemelos y en personas de la misma familia que tienen presión arterial alta muestran que un componente hereditario (genético) puede desempeñar un papel en algunos casos de la enfermedad. Una teoría que se está investigando tiene que ver con la hormona angiotensina. Cuando llega a la sangre, la hormona es convertida en una sustancia llamada angiotensina II, que contrae los vasos sanguíneos y hace que los riñones retengan agua y sodio. Los investigadores creen que en algunas personas con presión arterial alta, el gen que determina la producción y liberación de angiotensina puede tener algún defecto, haciendo que el cuerpo la produzca en exceso.

Sin embargo, sólo porque la presión arterial alta exista en su familia no significa que se está destinado a tenerla. Incluso en familias en que la presión arterial alta es prevalente, algunos familiares nunca desarrollan la enfermedad.

Sexo. Entre los adultos jóvenes y de edad mediana, los hombres tienen mayor probabilidad de tener presión arterial alta que las mujeres. Más tarde, se invierte este dato. Después de los 50 años de edad, cuando la mayoría de la mujeres se encuentran más allá de la menopausia, la presión arterial alta se vuelve más frecuente en las mujeres que en los hombres.

Factores de riesgo modificables

Éstos son los factores de riesgo de la presión arterial alta que se pueden controlar.

Obesidad. Tener sobrepeso aumenta el riesgo de desarrollar hipertensión arterial por varias razones. Mientras más masa corporal se tiene, más sangre se necesita para que el oxígeno y los nutrientes lleguen a los tejidos. Esto significa que el volumen de sangre que circula en los vasos sanguíneos está aumentado, creando una fuerza adicional sobre las paredes de las arterias.

El exceso de peso puede aumentar también la frecuencia cardíaca y el nivel de insulina en la sangre. El aumento de insulina hace que el cuerpo retenga sodio y agua.

Además, algunas personas con sobrepeso siguen una dieta que es demasiado rica en grasa, especialmente en grasas saturadas. Estas grasas favorecen la acumulación de depósitos de grasa (placas) en las arterias, haciendo que las arterias se estrechen. Su dieta contiene demasiada grasa si más de 30 por ciento de las calorías totales diarias derivan de la grasa.

Inactividad. La falta de actividad física aumenta el riesgo de presión arterial alta porque incrementa el riesgo de sobrepeso. Las personas inactivas tienden también a tener mayor frecuencia cardíaca y el músculo del corazón tiene que trabajar más con cada contracción. Mientras más fuerte y más frecuente tiene que bombear el corazón, mayor es la fuerza que se ejerce sobre las arterias.

Tabaco. Las sustancias químicas que se encuentran en el tabaco pueden dañar el revestimiento de las paredes arteriales, haciéndolas más propensas a la acumulación de placas.

La nicotina del tabaco hace también que el corazón trabaje más, contrayendo temporalmente los vasos sanguíneos y aumentando la

---

El aumento de peso en Estados Unidos

La cintura de Estados Unidos está creciendo. Se calcula que 97 millones de adultos tienen sobrepeso o son obesos. Esto es más de la mitad de la población de adultos. El exceso de peso es ahora la segunda causa de muerte previsible en Estados Unidos, superada sólo por el tabaquismo.

Los últimos resultados de la Tercera Encuesta Nacional de Salud y Nutrición (NHANES III) muestran que entre 1960 y 1994 los adultos con sobrepeso en Estados Unidos aumentaron de 30.5 por ciento a 32 por ciento. Durante el mismo período, los adultos obesos aumentaron de 12.8 por ciento a 22.5 por ciento.

Existe mayor probabilidad de llegar a tener sobrepeso u obesidad al avanzar la edad. De acuerdo a las últimas cifras, 73 por ciento de los hombres de 50 años o más y 65 por ciento de las mujeres de 50 años o más tienen sobrepeso u obesidad. El sobrepeso se define como un índice de masa corporal (IMC) de 25 a 29. La obesidad se define como un IMC de 30 o más. El índice de masa corporal se trata en el capítulo 4 (página 42).

Y no sólo los adultos están aumentando de peso. De acuerdo a las cifras de la NHANES III, casi 14 por ciento de los niños y 11.5 por ciento de los adolescentes tienen sobrepeso. Otros estudios sugieren que estas cifras pueden ser mayores.

Una combinación de factores, incluyendo genes, estilo de vida inactivo, consumo excesivo de calorías y fácil acceso al alimento, pueden ser responsables de este problema creciente.

---

frecuencia cardíaca y presión arterial. Estos efectos ocurren por el aumento de producción de hormonas al fumar, incluyendo el aumento de los niveles de la hormona epinefrina (adrenalina).

Además, el monóxido de carbono en el humo de los cigarrillos reemplaza al oxígeno en la sangre. Esto puede aumentar la presión arterial forzando al corazón a trabajar más para enviar suficiente oxígeno a los órganos y tejidos del cuerpo.

Sensibilidad al sodio. Su cuerpo necesita una cierta cantidad del mineral sodio para mantener la química que ocurre dentro de las células. Una fuente común de sodio es la sal de mesa (cloruro de sodio), que está compuesta de 40 por ciento de sodio y 60 por ciento de cloruro.

Sin embargo, algunas personas son más sensibles a la presencia de sodio en la sangre que otras. Las personas que son sensibles al sodio retienen sodio más fácilmente, lo que lleva a retener líquidos y aumentar la presión arterial. Si se encuentra en este grupo, el sodio excesivo en la alimentación puede aumentar las probabilidades de tener presión arterial alta.

Más de una tercera parte de estadounidenses con presión arterial alta pueden ser sensibles al sodio. En los negros, el porcentaje es todavía mayor. Al avanzar la edad, la sensibilidad al sodio se vuelve a menudo más pronunciada.

Potasio bajo. El potasio es un mineral que ayuda a equilibrar la cantidad de sodio en los líquidos celulares. Se deshace del exceso de sodio en las células mediante los riñones, que filtran el sodio que luego se excreta en la orina.

Si en la alimentación no se incluye suficiente potasio, o si el cuerpo no es capaz de retener una cantidad adecuada, se puede acumular demasiado sodio, aumentado el riesgo de desarrollar presión arterial alta.

Exceso de alcohol. Las personas que toman tres o más bebidas al día tienen una mayor incidencia de presión arterial alta que las que no beben alcohol o que toman menos de tres bebidas al día. El consumo excesivo de alcohol contribuye en 8 por ciento al total de los casos de presión arterial alta.

La forma exacta en que el alcohol aumenta la presión arterial no se comprende por completo. Pero se sabe que, con el tiempo, el consumo excesivo de alcohol puede dañar el músculo cardíaco.

Estrés. El estrés no causa elevación persistente de la presión arterial. Pero los niveles altos de estrés pueden llevar a aumento temporal, pero dramático, de la presión arterial. Si estos episodios temporales ocurren con la suficiente frecuencia, con el tiempo se pueden dañar los vasos sanguíneos, el corazón y los riñones en la misma forma que con la presión arterial alta persistente.

El estrés puede también favorecer la presión arterial alta haciendo que se desarrollen hábitos no saludables que aumentan el riesgo de la enfermedad. Algunas personas recurren a fumar, tomar alcohol o alimento (habitualmente alimentos grasos o salados) para aliviar el estrés.

Otras enfermedades

Se puede tener riesgo aumentado de desarrollar presión arterial alta si existe una enfermedad crónica. Las enfermedades que pueden contribuir a aumentar la presión arterial o a hacer más difícil el control de la presión arterial alta se describen a continuación.

Colesterol alto. Los niveles elevados de colesterol, una sustancia semejante a la grasa de la sangre, favorecen el desarrollo de placas en las arterias, haciendo que las arterias se estrechen. Las arterias estrechas (aterosclerosis) pueden aumentar la presión arterial.

Diabetes. Demasiada azúcar en la sangre puede dañar muchos de órganos y tejidos, llevando a aterosclerosis, enfermedad renal y cardiopatía coronaria. Estas enfermedades afectan la presión arterial.

Apnea del sueño. Esta forma severa de roncar que interrumpe la respiración mientras duerme puede provocar estrés al corazón y aumentar el riesgo de desarrollar presión arterial alta.

Insuficiencia cardíaca. Si el músculo cardíaco está dañado o debilitado, posiblemente debido a un ataque cardíaco, tiene que trabajar más para bombear la sangre. La presión arterial alta no controlada aumenta las demandas sobre el corazón debilitado y complica el tratamiento de ambos trastornos.

Efecto multiplicador

Los factores de riesgo generalmente no funcionan independientemente. A menudo interactúan entre sí en forma importante. Por ejemplo, si hay dos factores de riesgo –como sobrepeso e inactividad– las probabilidades de tener presión alta son mucho mayores que si se tuviera cualquiera por separado.

En la misma forma, intentar reducir un factor de riesgo puede tener beneficios sobre los otros. La reducción total del riesgo puede ser mayor que el aporte de este factor aislado.

Recuerde: riesgo se refiere a probable no a inevitable. Claramente, los factores de riesgo afectan sus probabilidades de tener la presión alta. Pero tener uno o más factores de riesgo no garantiza que se desarrolle la presión arterial alta, así como no tener factores de riesgo no garantiza que no la tendrá.

Hipertensión arterial secundaria

La hipertensión arterial secundaria se refiere a la presión alta que tiene una causa conocida. Los médicos pueden identificar una enfermedad o trastorno subyacente que está desencadenando el aumento de la presión arterial. Esta forma de presión arterial alta ocurre infrecuentemente, afectando sólo a 5 por ciento de las personas con presión arterial alta.

A diferencia de la presión arterial alta esencial, que los médicos pueden tratar pero no curar, la presión arterial alta secundaria a menudo puede curarse. Una vez que se corrige la enfermedad o trastorno subyacente, la presión arterial disminuye. En muchas personas, la presión arterial regresa a lo normal.

Causas

Las siguientes son enfermedades y trastornos que pueden llevar a presión arterial alta secundaria. Difieren de las enfermedades enumeradas en la página previa en que pueden ser la causa de la presión alta, no sólo en que aumentan el riesgo.

Enfermedad renal. Los riñones son uno de los principales reguladores de la presión arterial. Si un trastorno o enfermedad, como una lesión, inflamación o el desarrollo de sacos llenos de líquido (quistes), hace que los riñones dejen de funcionar normalmente, la presión arterial puede aumentar.

Enfermedad suprarrenal. Las glándulas suprarrenales elaboran hormonas, incluyendo las hormonas epinefrina (adrenalina), norepinefrina (noradrenalina), aldosterona y cortisol, que ayudan a regular la presión arterial y frecuencia cardíaca. El crecimiento de las células suprarrenales o el desarrollo de un tumor que afecta la liberación de estas hormonas en la sangre puede llevar a presión arterial alta.

Enfermedad tiroidea. Las hormonas producidas por la glándula tiroidea regulan todos los aspectos del metabolismo, desde la frecuencia cardíaca hasta la velocidad con que se queman calorías. Cuando la glándula tiroidea libera cantidades escesivas de hormonas (hipertiroidismo), la frecuencia cardíaca se acelera y las exigencias sobre el sistema cardiovascular se incrementan. Este esfuerzo adicional puede llevar al desarrollo de presión arterial alta

En forma interesante, una disminución en las hormonas tiroideas (hipotiroidismo) puede también causar presión arterial alta. Se cree que el trastorno aumenta la presión arterial aumentando la retención de líquidos.

Anormalidades de los vasos sanguíneos. En casos raros, la presión arterial alta secundaria puede ser resultado de un defecto de nacimiento, en el cual la aorta se estrecha después de ramificarse en las arterias que llegan al cuello y a los brazos. La presión arterial en las partes superiores del cuerpo es alta, pero en el abdomen y piernas es más baja. Este defecto (coartación) ocurre con mayor frecuencia en jóvenes con presión arterial alta.

La presión arterial alta secundaria puede ser también resultado del estrechamiento de una o ambas arterias que llegan a los riñones. El estrechamiento causa liberación de la hormona renina, que aumenta la presión arterial. El trastorno puede resultar de la acumulación de placas o de una anormalidad que hace que la capa media de la pared de una arteria se haga demasiado gruesa. Esta forma de engrosamiento de la pared arterial, llamada displasia fibromuscular, ocurre más a menudo en mujeres que en hombres.

Embarazo. Durante los últimos tres meses del embarazo (tercer trimestre), un pequeño porcentaje de mujeres embarazadas desarrolla un trastorno llamado preeclampsia. Se caracteriza por aumento significativo de la presión arterial, edema y exceso de proteínas en la orina. Después que nace el bebé, la presión arterial generalmente regresa a lo normal.

La preeclampsia se trata con más detalle en el capítulo 11 (página 131).

Medicinas. Las pastillas anticonceptivas pueden aumentar muy ligeramente la presión arterial de una mujer. Sin embargo, en unos cuantos casos el aumento puede ser más dramático, desencadenando el desarrollo de presión arterial alta.

Otros medicamentos pueden aumentar también la presión arterial en algunas personas. Incluyen productos que se pueden obtener sin receta, como remedios para el resfriado común, descongestionantes nasales, supresores del apetito y antiinflamatorios no esteroideos (AINE), así como medicinas de prescripción, incluyendo esteroides, antidepresivos tricíclicos, ciclosporina y eritropoyetina.

Uso ilícito de drogas. Las drogas ilegales, como la cocaína y las anfetaminas, pueden llevar a presión arterial alta dañando el músculo cardíaco, estrechando las arterias que irrigan al corazón o aumentado la frecuencia cardíaca.

Prevención

La presión arterial alta puede prevenirse a menudo. Se están haciendo ahora mayores esfuerzos en la comunidad médica para prevenir la enfermedad, así como para tratarla. Estos esfuerzos están dirigidos principalmente a la gente con presión arterial limítrofe (normal-alta).

Durante años, mientras la presión arterial se mantenía por debajo del punto de corte que se consideraba alto, todo estaba bien. Esto ya no es cierto. Los médicos saben ahora que la presión normal-alta lleva a menudo a presión arterial alta. Y han encontrado que incluso la presión arterial normal-alta puede aumentar el riesgo de enfermedad cardiovascular.

La presión arterial normal-alta se refiere a las lecturas sistólicas persistentes entre 130 y 139 mm Hg, lecturas diastólicas entre 85 y 89 mm Hg, o ambas. Si su presión arterial se encuentra en estos rangos, debe tomar medidas para disminuirla hasta que alcance un nivel normal, o idealmente óptimo (vea página 7).

Se puede reducir la presión arterial eliminando o cambiando los factores de riesgo que puede controlar. Éstos pueden incluir:
- Bajar de peso, si hay sobrepeso
- Ser más activo físicamente
- Comer más sanamente
- Dejar de fumar
- Limitar el alcohol

¿Por qué actuar ahora?

Se puede preguntar por qué es tan importante prevenir la presión arterial alta. ¿Por qué no esperar simplemente a que se desarrolle y entonces tratarla?

Es cierto que la mayoría de las personas en riesgo de presión arterial alta no hace cambios en su estilo de vida sino después que la presión arterial se ha encontrado demasiado alta. Pero hay muchas razones por las que es mejor actuar temprano y no tarde.

Mejores probabilidades. Generalmente, mientras más joven se es cuando trate de cambiar el estilo de vida, mejores probabilidades hay de éxito. Mientras más tiempo se ha practicado un hábito no saludable, más difícil es cambiarlo.

Menores riesgo para la salud. Si puede controlar la presión arterial alta después que se desarrolla la enfermedad, tiene todavía un mayor riesgo de un ataque cardíaco o de un accidente vascular cerebral que la gente que no tiene presión arterial alta.

Dificultades de control. El manejo de la presión arterial alta no siempre es sencillo. Sólo una cuarta parte de los estadounidenses con presión arterial alta tiene el problema bajo control.

Efectos secundarios. Las medicinas para tratar la presión arterial alta pueden causar algunas veces efectos secundarios, como fatiga, dolor de cabeza, estreñimiento, tos y disminución del impulso sexual.

Costo. El tratamiento de la presión arterial alta incluye típicamente visitas más frecuentes al médico. Además, puede necesitar tomar medicinas diariamente.

Resumen

Puntos claves para recordar de este capítulo:

- Hay dos formas de presión arterial alta: esencial (primaria) y secundaria. La causa de la hipertensión arterial esencial, el tipo más frecuente, es desconocida. La presión arterial alta secundaria es resultado de una enfermedad o trastorno subyacente. Esta forma de presión arterial alta es a menudo curable.
- Ciertos rasgos genéticos o factores del estilo de vida aumentan el riesgo de desarrollar presión arterial alta. Generalmente, mientras más factores tiene, mayor es el riesgo.
- Se puede prevenir la presión arterial alta eliminando o modificando los factores de riesgo que pueden cambiarse.
- Si tiene presión arterial limítrofe (normal-alta), disminuyéndola a un nivel normal u óptimo puede evitar que se desarrolle presión arterial alta.

Capítulo 3

Diagnóstico y tratamiento

A diferencia de muchos otros trastornos de la salud, la presión arterial alta raras veces produce signos o síntomas que le advierten que algo está mal. La mayoría de la gente que tiene presión arterial alta no controlada se siente y se ve bien.

Por eso es importante determinarse la presión arterial por lo menos cada dos años. De otro modo, se podría vivir con presión arterial alta durante años y nunca saberlo.

La mayoría de la gente se entera por primera vez que su presión arterial está elevada durante una examen médico de rutina.

Afortunadamente, diagnosticar la presión arterial alta es un proceso relativamente simple y directo. Implica que se determine la presión arterial periódicamente durante unas cuantas semanas o meses para verificar si permanece elevada.

El médico le hará también algunas preguntas respecto a su salud y la de su familia, hará una exploración física y algunas pruebas de laboratorio de rutina. Estos pasos se llevan a cabo para estar seguros de que los órganos no se han dañado y prevenir problemas de salud adicionales asociados a la presión arterial alta. Los resultados de la historia clínica, la exploración física y las pruebas de laboratorio son también importantes para encontrar la mejor forma de tratar el problema.

Los dos métodos para reducir y controlar la presión arterial alta son cambios en el estilo de vida y medicinas. Si se necesitan medicinas, depende del grado de presión arterial, del riesgo de otros problemas de salud y de si ha causado la enfermedad daño a órganos.

Cómo medir la presión arterial

Medir la presión arterial es un procedimiento bastante sencillo. Aquí describimos cómo se mide.

Un esfigmomanómetro es el aparato que mide la presión arterial. Incluye un manguito inflable para el brazo con una bomba de aire y una columna de mercurio o un manómetro estandarizado.

Durante la determinación de la presión arterial, el manguito se envuelve alrededor del brazo. Se bombea aire al manguito apretando manualmente el bulbo de la bomba de aire. El manguito se infla hasta que la presión alcanza un nivel por arriba de la presión sistólica (cifra superior). Esto hace que la arteria principal del brazo (arteria braquial) se colapse, interrumpiendo el flujo de sangre al resto de el brazo. Cuando la arteria se colapsa, no se oyen ruidos a través del estetoscopio colocado sobre la arteria, inmediatamente por debajo del manguito.

Entonces se deja salir lentamente el aire del manguito, reduciendo gradualmente la presión sobre la arteria. Tan pronto como la presión en el manguito iguala a la presión sistólica, la sangre empieza a pasar por la arteria de nuevo. Esto produce un ruido que se escucha a través del estetoscopio. La cifra de la columna de mercurio o del manómetro que coincide con el momento en que se oye primero el regreso del flujo de sangre es la presión sistólica.

Al continuar saliendo el aire del manguito, la presión sobre la arteria braquial disminuye más. Cuando la arteria está abierta completamente de nuevo, los ruidos se vuelven inaudibles. La lectura sobre la columna de mercurio o el manómetro en el momento en que desaparecen los ruidos es equivalente a la presión diastólica (cifra inferior).

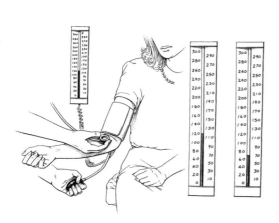

Los esfigmomanómetros electrónicos más nuevos funcionan en forma similar, pero incluyen un monitor totalmente automático. Infla y desinfla el manguito, detecta su presión sistólica y diastólica y las despliega en una pantalla digital. Estos aparatos se discuten con más detalle en el capítulo 12 (página 143).

La lectura en la columna de mercurio o en el manómetro cuando oye el primer latido del corazón indica la presión sistólica. El nivel de presión en la columna o en el manómetro en que desaparecen los latidos del corazón es la presión diastólica.

Una falsa lectura

Algunas veces la medición de la presión arterial puede producir falsas lecturas demasiado altas. Esto sucede más a menudo en los adultos de edad avanzada con arterias dañadas que son muy rígidas. Aun cuando muchas personas con arterias rígidas tienen la presión arterial aumentada, puede no ser tan alta como indica la lectura.

Las falsas lecturas se deben a que las arterias rígidas son difíciles de colapsar. Cuando se determina la presión arterial, el manguito puede no ser capaz de colapsar la arteria principal del brazo (braquial) hasta que se ha inflado a un nivel muy por arriba de la presión sistólica. Y cuando se libera la presión del manguito, la rigidez hace que la arteria se abra de nuevo más rápidamente de lo normal. Por lo tanto, la lectura de la presión no refleja la verdadera presión dentro de las arterias.

Su médico puede decir si se tiene este trastorno, llamado pseudohipertensión, palpando el antebrazo. Normalmente, cuando el manguito de la presión colapsa la arteria braquial, las arterias del antebrazo por debajo del manguito se colapsan también y esto puede palparse. Pero en las personas con arterias muy rígidas, los vasos del antebrazo permanecen abiertos y se pueden sentir inclusive cuando no fluye sangre por ellos.

Para tener una medición exacta de la presión arterial, se puede necesitar insertar una aguja en una arteria del brazo.

Cómo establecer el diagnóstico

Una determinación de la presión arterial de 140/90 mm Hg se considera alta. Pero una lectura de 140/90 mm Hg o más no es suficiente para diagnosticar que hay presión arterial alta. 35 por ciento de personas con presión arterial alta en una sola lectura no tiene la presión arterial alta cuando se mide de nuevo. Sólo si la lectura es sumamente alta –una presión sistólica de 210 mm Hg o más, o una presión diastólica de 120 mm Hg o más– se establece un diagnóstico con una sola determinación.

Generalmente se establece el diagnóstico de presión arterial alta sólo después de tres visitas al médico por lo menos. La presión arterial se determina dos o más veces en cada visita, para un total de seis determinaciones por lo menos. Si las determinaciones muestran persistentemente que la presión arterial es de 140/90 o más, es indicativo de presión arterial alta.

Si usted tiene más de 65 años de edad, el médico puede tomar inclusive más determinaciones antes de decidir si hay presión arterial alta, porque al envejecer las variaciones de la presión arterial tienden a ser mayores.

Para asegurar una lectura exacta, es una buena idea no fumar, no comer un alimento abundante y no tomar cafeína o alcohol por lo menos 30 minutos antes que se determine la presión arterial. Estos factores pueden aumentar temporalmente la presión arterial. Además, tome tiempo suficiente para llegar a su cita. El apresuramiento para llegar a la cita o buscar frenéticamente un lugar para estacionarse pueden causar estrés, que puede aumentar temporalmente la presión arterial. Antes que se determine la presión arterial, siéntese tranquilamente unos minutos y trate de relajarse.

Y cuando se está tomando la presión arterial, no hable. Hablar hace que sea más difícil que la persona que toma la presión arterial escuche los ruidos de los latidos de el corazón.

Cómo evaluar

Entre el tiempo en que se le informa por primera vez que la presión arterial es alta y el diagnóstico de presión arterial alta, el médico puede llevar a cabo la historia clínica, exploración física y unas cuantas pruebas de laboratorio.

Estos tres componentes pueden proporcionar respuestas a preguntas importantes respecto al tratamiento y al riesgo de problemas futuros de salud, tales como:

- ¿Ha dañado la presión arterial alta alguno de sus órganos?
- ¿Es la presión arterial alta esencial o secundaria? Aun cuando la presión arterial alta secundaria es poco frecuente, es importante que en todos los que tienen presión arterial alta se considere la posibilidad de causas secundarias de la enfermedad
- ¿Ha desarrollado otros factores de riesgo que lo colocan en una situación de riesgo aumentado de un ataque cardíaco o de un accidente vascular cerebral, como el uso de tabaco, la obesidad, un estilo de vida inactivo, colesterol elevado o diabetes?

Si no es claro que tenga la presión arterial alta, estos pasos en la evaluación pueden ayudar también a confirmar el diagnóstico.

Historia clínica

Su historia clínica puede señalar algún factor o evento que ha precipitado el aumento de presión arterial. La información de la historia clínica puede ayudar también al médico a valorar el riesgo de otros problemas de salud.

¿Tiene hipertensión de "bata blanca"?

Algunas personas –voluntaria o involuntariamente– experimentan ansiedad cuando se determina la presión arterial. Estas personas pueden tener la presión arterial normal en otros momentos, pero cuando se determina en un ambiente médico, siempre es alta. Esta situación, llamada hipertensión de "bata blanca" es bastante común.

Si el médico sospecha que la presión arterial alta es hipertensión de bata blanca, puede necesitar que se determine la presión arterial en casa y llevar un registro de las lecturas. O puede recomendarle portar un aparato portátil (monitor ambulatorio) que mide presión arterial periódicamente durante el día mientras realiza sus actividades regulares. Estos dos métodos generalmente proporcionan una valoración más real y precisa de la presión arterial.

Los aparatos automatizados para medir la presión arterial que se consiguen en tiendas y centros comerciales no se recomiendan. Estos aparatos generalmente son exactos cuando se instalan por primera vez, pero pueden perder su precisión si no son calibrados a menudo o si no se utilizan adecuadamente.

Una pregunta importante referente a la hipertensión de bata blanca es si el incremento de la presión arterial está confinado a las citas médicas o si ocurre siempre que tiene ansiedad o estrés. Hasta ahora, en la mayoría de los estudios se ha encontrado que el trastorno está limitado sobre todo a ambientes médicos. La gente con hipertensión de bata blanca responde típicamente a otras situaciones estresantes en la misma forma que la gente con presión arterial normal.

La hipertensión de bata blanca generalmente no requiere tratamiento con medicinas. Sin embargo, el médico puede recomendarle que ajuste su estilo de vida para controlar el peso, realizar actividad física regular y comer saludablemente. Puede ver también al médico periódicamente para monitorizar los cambios de la presión arterial o de su salud que pudieran indicar progresión de la hipertensión de bata blanca a presión arterial alta persistente.

Durante una evaluación, prepárese a contestar preguntas referentes a:
- Determinaciones previas de la presión arterial
- Antecedentes de problemas cardíacos o renales, colesterol elevado, diabetes, sueño intranquilo o somnolencia durante el día debida a apnea del sueño
- Antecedentes familiares de presión arterial alta, ataques cardíacos, accidentes vasculares cerebrales, enfermedades renales, diabetes, colesterol elevado o muerte prematura

- Síntomas sugestivos de presión arterial alta secundaria, como episodios de rubor, frecuencia cardíaca rápida, intolerancia al calor o pérdida de peso sin explicación
- Uso de alcohol
- Uso de tabaco
- Cambios en el peso
- Nivel de actividad
- Alimentación y uso de sal (sodio)
- Estrés en el trabajo o en la casa
- Medicinas que está tomando actualmente y uso previo de medicinas para la presión arterial

Lecturas durante las 24 horas

La presión arterial alta puede ser difícil de diagnosticar algunas veces. Si el médico no está seguro que usted tenga la presión arterial alta, o si tiene problemas para determinar la severidad, puede necesitar un monitor ambulatorio.

El procedimiento implica adaptar un aparato portátil para medir la presión arterial que usted lleva consigo todo un día. Incluye un manguito que se adapta alrededor de el brazo y una pequeña unidad de monitorización que se adhiere al cinturón o a la ropa. Tubos delgados conectan el monitor con el manguito. Estos tubos puede asegurarse a su piel con cinta adhesiva para evitar que se desconecten.

El monitor se programa para tomar la presión arterial cada 10 a 30 minutos durante 6 a 24 horas. El aparato es totalmente automático. Infla el manguito, lo desinfla y guarda las lecturas en su memoria.

Puede ser un candidato para monitorización ambulatoria si tiene hipertensión de bata blanca, o por el contrario, si muestra complicaciones de la presión alta pero la presión arterial es normal durante los exámenes médicos. La monitorización ambulatoria puede ser útil también si la presión arterial fluctúa mucho o si no responde a las medicinas.

También puede ser útil llevar un registro de las actividades diarias, el tiempo en que las realizó y cualquier periodo de estrés, emoción fuerte o dolor. Comparando los registros con las lecturas de su presión arterial, el médico puede verificar si ciertos eventos o factores del estilo de vida pueden estar relacionados con cambios en la presión arterial.

Asegúrese de que el médico conozca todas las medicinas que usted toma tanto de prescripción como de uso popular, así como drogas ilícitas y productos alternativos, como complementos nutricionales y hierbas.

Varias medicinas de prescripción y populares, incluyendo muchas pastillas de dieta, nebulizadores descongestionantes para la nariz y medicinas para resfriados, alergia y sinusitis, pueden aumentar la presión arterial. La cocaína y anfetaminas pueden también aumentar la presión arterial. Además, debido a que muchos productos alternativos no han sido completamente estudiados para determinar sus efectos sobre la salud, es importante que el médico sepa si toma determinado producto que podría estar aumentando su presión arterial.

Manteniendo a su médico al tanto de todas las medicinas que toma puede evitar también interacciones peligrosas si necesita tomar una medicina para la presión arterial. Algunas medicinas para la presión no reaccionan bien con otras medicinas. Las interacciones de las medicinas se discuten más en el capítulo 12 (página 149).

Exploración física

Durante la exploración física, el médico busca signos de daño a órganos. También verifica si existen anormalidades que pudieran señalar una posible causa del aumento de la presión arterial.

Los trastornos que el médico puede buscar incluyen:

Vasos sanguíneos estrechos o con fugas en los ojos. El daño a los vasos sanguíneos de los ojos es una buena indicación de que los vasos sanguíneos de otras partes de el cuerpo están también dañados.

Anormalidades del corazón. La frecuencia cardíaca rápida, un corazón crecido, un ritmo anormal, un chasquido o un soplo pueden indicar una posible enfermedad cardíaca.

Flujo sanguíneo turbulento. Cuando un vaso sanguíneo se estrecha, puede causar un flujo turbulento de sangre que puede escucharse con el estetoscopio. El flujo turbulento, llamado soplo, ocurre con mayor frecuencia en las arterias carótidas del cuello y en las arterias mayores del abdomen.

Crecimiento de los riñones o la glándula tiroides. Es una indicación de que la presión arterial alta puede ser causada por otro trastorno.

Un aneurisma aórtico. Se puede palpar durante la exploración de el abdomen. Un estetoscopio puede detectar también el sonido de la sangre que pulsa a través de la pared debilitada y abombada del vaso sanguíneo.

Un pulso debilitado. Un pulso débil en la ingle, piernas y tobillos puede ser una señal de daño arterial.

Presión arterial disminuida en los tobillos. Puede ser resultado de vasos sanguíneos estrechos o afectados en las piernas.

Edema: la acumulación de líquido en las piernas y tobillos es un síntoma común de insuficiencia cardíaca o renal.

Disminución de la presión arterial al ponerse de pie. Puede ayudar a identificar si tiene riesgo de mareo o desmayo al pararse (hipotensión postural), un efecto secundario de algunas medicinas para la presión arterial.

Pruebas de rutina

Estas pruebas son parte de la evaluación de la presión arterial alta:

Análisis de orina. La presencia de proteínas o glóbulos rojos en la orina puede indicar daño al riñón. Una forma de proteína en la orina, llamada microalbuminuria, puede indicar también enfermedad renal en etapa temprana.

Además, se pueden hacer pruebas en la orina en busca de azúcar (glucosa). La diabetes puede hacer que la presión arterial elevada sea más difícil de controlar.

Química sanguínea. Se determina la cantidad de sodio y potasio en la sangre. También se determinan en la sangre algunas sustancias químicas, como la creatinina, que puede indicar daño a los riñones.

Otras pruebas de sangre comunes incluyen determinación de las grasas de la sangre que contienen colesterol (perfil de lípidos). Mientras más elevado es el colesterol total y más bajo el nivel de colesterol de lipoproteínas de alta densidad (HDL o "bueno"), mayor es el riesgo de enfermedad cardiovascular. También se determina la cantidad de glucosa en la sangre en busca de diabetes.

Biometría hemática completa. Esta prueba determina si tiene una cuenta de glóbulos rojos o blancos anormal. Su propósito principal es estar seguros de que no tiene otros problemas de salud, como una cuenta de glóbulos rojos baja, llamada anemia.

Electrocardiograma. Se registra la actividad eléctrica de el corazón en busca de anormalidades en el ritmo o indicaciones de crecimiento del corazón, daño cardíaco o aporte inadecuado de sangre al músculo cardíaco.

Los cambios en su electrocardiograma (ECG) pueden indicar también niveles altos o bajos de potasio.

Pruebas adicionales

Si la exploración física y las pruebas de laboratorio son normales, probable-mente no necesite pruebas adicionales. Sin embargo, pueden ser necesarias más pruebas si tiene:

- Inicio súbito de presión arterial alta o aumento agudo de su presión arterial habitual
- Presión arterial muy elevada 180 o más / 110 o más mm Hg
- Niveles bajos de potasio en sangre
- Un soplo en alguna arteria

- Evidencia de problemas renales
- Evidencia de problemas cardíacos
- Un posible aneurisma aórtico abdominal

Dependiendo de su trastorno, puede necesitar pruebas adicionales de sangre o de orina.

Si tiene arterias estrechas que están interrumpiendo el flujo de sangre, estas pruebas pueden identificar el estrechamiento y su severidad:

Ultrasonografía. Utiliza ondas de alta frecuencia de sonido para mostrar el flujo sanguíneo que pasa por una arteria. La ultrasonografía se utiliza también a menudo para identificar anormalidades específicas del corazón y de las arterias.

Resonancia magnética angiográfica (RMA). Este procedimiento utiliza la energía creada por potentes magnetos para visualizar el flujo de sangre de las arterias.

Angiografía. Durante este procedimiento, el material visible a los rayos X se inyecta en sus arterias y luego se toman rayos X de arterias específicas.

Si el médico sospecha que puede tener un riñón pequeño, aneurisma de la aorta abdominal o un tumor, como un tumor de la glándula suprarrenal, estudios adicionales pueden incluir ultrasonografía o uno de los siguientes:

Tomografía computarizada. El estudio se lleva a cabo con rayos X tridimensionales.

Resonancia magnética (RM). Es similar a la RMA, pero enfocado a un área u órgano diferente del cuerpo.

Gammagrafía nuclear. Implica la inyección de un material radioactivo (radioisótopos) en una vena y obtener luego imágenes nucleares al pasar el material a través de un sitio o de un órgano específico. Los gammagramas nucleares se utilizan para monitorizar el flujo sanguíneo, determinar el tamaño de un órgano o ver si un órgano está funcionando normalmente.

Cómo decidir el tratamiento

El tratamiento de la presión arterial alta varía en cada individuo. El tipo de tratamiento que funciona en otra persona puede no ser útil en usted. La forma de tratar su presión arterial alta depende del grado de presión arterial y de los resultados de la historia clínica, exploración física y pruebas de laboratorio.

Existen básicamente dos métodos para disminuir la presión arterial alta: cambios en el estilo de vida y medicinas. Dependiendo de la salud y factores de riesgo, los cambios recomendados en el estilo de vida pueden incluir reducción de peso, mayor actividad, comer más saludablemente, reducir el sodio, dejar de fumar, limitar el alcohol y controlar el estrés.

En cuanto a las medicinas, hay muchos tipos de medicamentos que afectan su presión arterial en formas diferentes. (Por eso es importante que no comparta medicinas para la presión arterial alta con nadie. La medicina puede no ser del mismo tipo que la suya).

Guías más recientes

El Instituto Nacional del Corazón, Pulmón y Sangre, división de los Institutos Nacionales de Salud en Estados Unidos, publica periódicamente un informe sobre la prevención, detección, evaluación y tratamiento de la presión arterial alta.

El último informe, publicado en noviembre de 1997, divide a los pacientes con presión arterial alta en tres grupos de riesgo A, B y C y hace recomendaciones de tratamiento para cada grupo. El riesgo se determina de acuerdo al grado de presión arterial, daño a órganos internos, presencia de enfermedad cardiovascular y factores que incrementan el riesgo de enfermedad cardiovascular.

El informe incluye también recomendaciones para tratar la presión arterial limítrofe (normal-alta). Si tiene presión arterial normal-alta y no regresa al nivel normal, hay probabilidad de que progrese a presión arterial alta.

Grupo A de riesgo. Usted pertenece a este grupo de riesgo si tiene presión arterial normal-alta o presión arterial alta pero sin daño a órganos, enfermedad cardiovascular u otros factores de riesgo de enfermedad cardiovascular, como fumar o colesterol elevado.

Si la presión arterial se encuentra en el rango normal-alto, el tratamiento recomendado es cambios en el estilo de vida para reducir su presión arterial a un nivel óptimo o normal.

Si tiene presión arterial alta grado 1, los cambios en el estilo de vida son también el enfoque recomendado. Pero si después de un año estos cambios no reducen su presión arterial a un nivel óptimo o normal, puede necesitar medicinas.

Si su presión arterial alta es de grado 2 o grado 3, el tratamiento inicial debe incluir medicinas además de cambios en su estilo de vida.

Grupo B de riesgo. La mayoría de los pacientes con presión arterial alta se encuentra en este grupo de riesgo. Incluye pacientes que no tienen daño a órganos o enfermedad cardiovascular pero que tienen uno o más factores de riesgo cardiovascular, excluyendo diabetes.

Si la presión arterial es normal-alta, se recomiendan cambios en el estilo de vida.

Si hay presión arterial alta grado 1, los cambios en el estilo de vida son el tratamiento inicial. Si después de seis meses no disminuye su presión

Guías de tratamiento

Grados de presión arterial (mm Hg)	Grupo A de riesgo	Grupo B de riesgo	Grupo C de riesgo
Normal-alta (130-139/85-89)	Cambios en el estilo de vida	Cambios en el estilo de vida	Medicinas* Cambios en el estilo de vida
Grado 1 (140-159/90-99)	Cambios en el estilo de vida (hasta 12 meses)	Cambios en el estilo de vida[†] (hasta 6 meses)	Medicinas Cambios en el estilo de vida
Grados 2 y 3 (≥160/≥ 100)	Medicinas Cambios en el estilo de vida	Medicinas Cambios en el estilo de vida	Medicinas Cambios en el estilo de vida

* Para pacientes con insuficiencia cardíaca, insuficiencia renal o diabetes.
† Si se tienen múltiples factores de riesgo, el médico puede considerar medicinas como tratamiento inicial y modificación del estilo de vida

Factores de riesgo mayores que pueden afectar el tratamiento	Daño a órganos o enfermedad pueden afectar el tratamiento

Fumar
Niveles indeseables de grasa en la sangre (lípidos)
Diabetes
Edad mayor de 60 años
Hombre o mujer posmenopáusica
Antecedentes familiares de enfermedad cardiovascular
 	
isquémico
	Enfermedad cardíaca
	    Aumento del espesor del músculo de la cámara principal de bombeo
	    Ataque cardíaco o dolor en el pecho (angina) previos
	    Cirugía de revascularización coronaria o angioplastía previas
	    Accidente vascular cerebral o ataque de isquemia transitoria
	Enfermedad renal
	Daño arterial periférico
	Daño a la retina

Modificado de Institutos Nacionales de Salud. Sexto Informe del Comité Nacional Conjunto sobre Prevención, Detección, Evaluación y Tratamiento de la Presión Arterial Alta, 1997.

arterial, puede necesitar medicinas. Si usted tiene varios factores de riesgo, su médico puede prescribir mediciamentos inmediatamente, además de cambios en el estilo de vida.

Si usted tiene presión arterial alta grado 2 o grado 3, el tratamiento inicial debe incluir tanto cambios en el estilo de vida como medicinas.

Grupo C de riesgo. Este grupo incluye pacientes con el más alto riesgo de ataque cardíaco, accidente vascular cerebral u otros problemas relacionados con la presión arterial alta. Usted pertenece a este grupo si tiene enfermedad cardiovascular, daño a órganos, diabetes o una combinación de éstos.

Las medicinas y los cambios en el estilo de vida son el tratamiento recomendado para todos los pacientes de este grupo. Inclusive si su presión arterial es sólo normal-alta, pero tiene enfermedad renal, insuficiencia cardíaca o diabetes, debe estar tomando medicinas.

Un error de concepto frecuente

Muchos pacientes que toman medicinas para la presión arterial alta creen que no es importante hacer cambios en su estilo de vida porque las medicinas resuelven el problema. Esto no es cierto.

Algunas veces las medicinas pueden reducir la presión arterial sólo un cierto grado. Y ese grado puede no ser suficiente para llevar la presión arterial a un nivel óptimo o normal. Sin embargo, los cambios en el estilo de vida además de las medicinas pueden ayudar a menudo a alcanzar una presión normal.

Si la presión arterial es normal, los cambios en el estilo de vida pueden ayudar a reducir el número de medicinas que necesita diariamente. Menos medicinas significa menos costos. Además, si las medicinas tienen efectos secundarios molestos, disminuyendo la cantidad puede reducir los efectos secundarios. Unos cuantos pacientes que han cambiado significativamente su estilo de vida han podido suspender las medicinas completamente con la ayuda de sus médicos.

Finalmente, los cambios en el estilo de vida son importantes para todos los pacientes con presión arterial alta porque pueden ayudar a reducir el riesgo futuro de problemas de salud, incluyendo accidentes vasculares cerebrales, ataques cardíacos e insuficiencia cardíaca o renal.

Cómo convertirse en un socio activo

Se requiere un esfuerzo de equipo para tratar la presión arterial alta con éxito. El médico no puede hacerlo solo, y usted tampoco. Los dos necesitan trabajar juntos para llevar la presión arterial a un nivel seguro y mantenerla ahí.

Sin embargo, aun cuando es un esfuerzo de equipo, puede asumir la mayor parte de la responsabilidad en el control de su presión arterial. El cambio en su estilo de vida –reducción de peso, mayor actividad y comer más saludablemente– es un paso importante en el control. Tomar las medicinas regular y adecuadamente también es su responsabilidad.

Cifras que no conservan el paso

A partir de 1972, cuando el Instituto Nacional del Corazón, Pulmón y Sangre de Estados Unidos empezó una campaña intensiva de educación, ha habido una mejoría constante en la conciencia, el tratamiento y el control de la presión arterial alta. En recompensa, la muerte y la incapacidad atribuidas a la enfermedad han disminuido significativamente. Las tasas de muerte por accidentes vasculares cerebrales han disminuido casi 60 por ciento, y las muertes debidas a ataques cardíacos han bajado más de 50 por ciento.

Pero en la década de 1990, esta mejoría impresionante ha disminuido y algunos de los incrementos han empezado inclusive a revertirse. Los últimos resultados de la Encuesta Nacional de Salud y Nutrición (NHANES) muestran una pequeña disminución en las tres categorías-conciencia de la presión arterial alta, tratamiento y control

	NHANES II 1976-80	NHANES III (fase 1), 1988-91	NHANES III (fase 2), 1991-94
Conciencia	51%	73%	68.4%
Tratamiento	31%	55%	53.6%
Control*	10%	29%	27.4%

* Presión arterial sistólica menor de 140 mm Hg y presión diastólica menor de 90 mm Hg.

Nota: los datos son de adultos entre 18 y 74 años de edad con presión arterial sistólica de 140 mm o más, o presión diastólica de 90 mmHg o más que toman medicinas para la presión arterial. De los Institutos Nacionales de Salud. Sexto Informe del Comité Nacional Conjunto sobre la Prevención, Detección, Evaluación y Tratamiento de la Presión Arterial Alta, 1997.

La razón de esta disminución global es incierta. Se cree que el aumento en la obesidad de los estadounidenses es un factor. Otro factor puede ser la complacencia. La presión arterial por arriba de lo normal puede a menudo considerarse por los médicos y sus pacientes como "bastante cercanas".

Recuerde, usted puede vivir una vida larga y sana con la presión arterial alta. Pero para ello, necesita reconocer la presión arterial alta como un trastorno serio e involucrarse activamente en su tratamiento.

Resumen

Puntos clave para recordar de este capítulo:

- El diagnóstico de presión arterial alta generalmente se establece después de tres visitas diferentes al médico que muestran presión arterial sistólica o diastólica o ambas, persistentemente altas.
- Las pruebas de rutina, exploración física y una historia clínica son parte del proceso para diagnosticar la presión arterial alta.
- El tratamiento adecuado de la presión arterial alta depende del grado de presión arterial, del daño a órganos, de los factores de riesgo cardiovascular y de otras enfermedades.
- Los dos métodos para disminuir la presión arterial son cambios en el estilo de vida y medicinas.
- Aunque tome medicinas, los cambios en el estilo de vida son esenciales para controlar la presión arterial alta.
- El conocimiento, el tratamiento y el control de la presión arterial alta en Estados Unidos han disminuido ligeramente en años recientes.

Capítulo 4

Control del peso

*E*l peso y la presión arterial se relacionan estrechamente. Cuando el peso aumenta, la presión arterial a menudo también lo hace. Considerando que los estadounidenses son cada vez más obesos, no sorprende que el peso se haya convertido en un factor mayor en el desarrollo de la presión arterial alta. Si tiene sobrepeso, el riesgo de desarrollar presión arterial alta es dos a seis veces mayor que si el peso es saludable.

Afortunadamente, igual que la presión arterial puede aumentar cuando aumenta el peso, generalmente disminuye cuando baja. Una de las mejores formas de disminuir la presión arterial alta es bajar de peso. Reduciendo unos cuantos kilos puede traer beneficios notorios sobre la presión arterial.

Varios programas, fórmulas y planes de dietas ofrecen ayuda para reducir de peso. Sin embargo, el método de mayor éxito para reducir de peso, y mantenerlo así, es cambiar sus hábitos de alimentación y su actividad y bajar de peso lentamente.

Peso y presión arterial

Tener sobrepeso no garantiza que usted tendrá la presión arterial alta –usted puede tener sobrepeso y tener la presión arterial normal– pero aumenta significativamente las probabilidades.

Un estudio de 1998 en Estados Unidos con más de 82 000 mujeres encontró que las que aumentaron 5 a 10 kilogramos durante la vida adulta tuvieron 70 por ciento de aumento del riesgo de presión arterial alta, en comparación con las mujeres que no aumentaron de peso después de los 18 años de edad. En las mujeres que aumentaron más de 10 kilogramos, su riesgo fue todavía mayor. Aun cuando el estudio no incluyó hombres, otros estudios con hombres han encontrado también que el sobrepeso aumenta el riesgo de presión arterial alta.

¿Cuál es la relación? Al aumentar de peso usted aumenta sobre todo tejido graso. Igual que en otras partes del cuerpo, este tejido depende del oxígeno y nutrientes de la sangre para sobrevivir. Al aumentar la demanda de oxígeno y nutrientes, la cantidad de sangre que circula en el cuerpo aumenta también. Más sangre circulando a través de las arterias significa una presión agregada sobre las paredes arteriales.

Otra razón por la que la presión arterial aumenta frecuentemente en las personas con sobrepeso es que el aumento de peso incrementa típicamente el nivel de insulina en la sangre. Este aumento de insulina se asocia a retención de sodio y agua, que incrementan el volumen sanguíneo.

Además, el exceso de peso a menudo se asocia a aumento en la frecuencia cardíaca y reducción de la capacidad de los vasos sanguíneos para transportar sangre. Estos dos factores pueden aumentar también la presión arterial.

Sin embargo, hay buenas noticias. El mismo estudio que encontró que el sobrepeso aumenta el riesgo de presión arterial alta encontró también que la reducción de peso disminuye el riesgo de presión arterial alta. Las mujeres con sobrepeso que bajaron cinco a 10 kilogramos, disminuyeron su riesgo 15 por ciento. Y las mujeres que bajaron más de 10 kilogramos disminuyeron su riesgo más de 25 por ciento.

Si tiene presión arterial alta, la reducción de peso puede ayudarlo a prevenir la necesidad de medicinas. Si ya está tomando medicinas, la reducción de peso puede ayudar a controlar su presión arterial y posiblemente a reducir las medicinas que necesita cada día –tal vez inclusive eliminar la necesidad de medicinas. Sin embargo, aun cuando no tome medicinas, todavía tiene riesgo de volver a tener presión arterial alta. Por lo tanto, necesita monitorizar su presión arterial regularmente.

Sobrepeso frente a obesidad

La diferencia entre el sobrepeso y la obesidad es cuestión de grado. Las guías federales definen el sobrepeso como un índice de masa corporal (IMC) entre 25 y 29. La obesidad se refiere a un IMC de 30 o más.

El índice de masa corporal es una fórmula que considera su peso y su estatura para determinar si tiene un porcentaje saludable o no saludable

Un poco significa mucho

No tiene que bajar una gran cantidad de peso para disminuir la presión arterial. Reducir sólo 4.5 kilogramos puede ser suficiente para disminuir la presión arterial de limítrofe (normal-alta) a normal, o de grado 1 a normal-alta.

Bajando unos cuantos kilos puede mejorar también su nivel de colesterol y reducir el riesgo de ataque cardíaco, accidente vascular cerebral y diabetes.

Si tiene sobrepeso, reducir unos cinco kilos puede ser un buen objetivo. Una vez que ha alcanzado ese objetivo, puede tratar de bajar otros cinco si necesita bajar más. En unos cuantos años –dependiendo de cuánto peso necesita bajar– esas reducciones de cinco kilos pueden agregar una mejoría significativa en el peso y en la salud.

de grasa total corporal. Es una mejor medición de los riesgos de la salud relacionados con el peso que utilizar la báscula del baño o las tablas convencionales de peso y estatura. A diferencia de las tablas de peso y estatura, el índice de masa corporal no distingue entre hombres y mujeres.

Para determinar el índice de masa corporal, localice su estatura en el cuadro de la página siguiente y sígala hasta llegar al peso más cercano al suyo. Vea arriba de la columna del IMC. (Si el peso es menor del peso más cercano al suyo, su IMC puede ser ligeramente menor. Si el peso es mayor al más cercano al suyo, su IMC puede ser ligeramente mayor). Un IMC entre 19 y 24 se considera saludable. Un IMC entre 25 y 29 significa sobrepeso, y un índice de 30 o más indica obesidad.

De acuerdo a las guías federales, más de 50 por ciento de estadounidenses adultos tiene sobrepeso u obesidad. En casi 40 años, el porcentaje de estadounidenses con sobrepeso ha aumentado sólo ligeramente, pero el porcentaje de obesos casi se ha duplicado.

Típicamente, mientras mayor sea el peso, mayor riesgo tiene de problemas de salud. La obesidad aumenta significativamente el riesgo de diabetes, enfermedad cardíaca, accidente vascular cerebral y algunos cánceres, además de la presión arterial alta.

¿Qué es el IMC?

Índice de Masa Corporal (IMC)

IMC	Saludable		Sobrepeso					Obesidad				
	19	**24**	25	26	27	28	29	30	35	40	45	50
Talla							Peso en kg					
1.47	41.00	51.75	53.55	55.8	58.05	60.3	62.1	64.35	75.15	85.95	96.75	107.55
1.49	42.3	49.05	55.8	57.6	59.85	62.1	64.35	66.6	77.85	89.1	99.9	111.15
1.52	43.65	55.35	57.6	59.85	62.1	64.35	66.6	68.85	80.55	91.8	103.5	114.75
1.54	45	57.15	59.4	61.65	64.35	66.6	68.85	71.1	83.25	94.95	107.1	118.8
1.57	46.8	58.95	61.2	63.9	66.15	68.85	71.1	73.8	85.95	98.1	110.7	122.85
1.60	48.15	60.75	63.45	65.7	68.4	71.1	73.35	76.05	88.65	101.25	114.3	126.9
1.62	49.5	63	65.25	67.95	70.65	73.35	76.05	78.3	91.8	104.4	117.9	130.95
1.64	51.3	64.8	67.5	70.2	72.9	75.6	78.3	81	94.5	108	121.5	135
1.67	53.1	66.6	69.75	72.45	75.15	77.85	80.55	83.7	97.2	111.15	125.1	139.05
1.69	54.45	68.85	71.55	74.7	77.4	80.1	83.25	85.95	100.35	114.75	129.15	143.55
1.72	56.25	71.1	73.8	76.95	79.65	82.8	85.5	88.65	103.05	117.9	132.75	147.6
1.74	57.6	72.9	76.05	79.2	81.9	85.05	87.75	91.35	106.2	121.5	136.8	152.1
1.77	59.4	75.15	78.3	81.45	84.6	87.3	90.9	94.05	109.35	125.1	140.85	156.6
1.80	61.2	77.4	80.55	83.7	86.85	90	93.6	96.75	112.50	128.7	144.9	161.1
1.83	63	79.65	82.8	85.95	89.55	92.7	95.85	99.45	116.1	132.3	148.95	165.6
1.85	64.8	81.9	85.05	88.65	91.8	95.4	98.55	102.15	119.25	135.9	153	170.1
1.88	66.6	82.8	87.3	90.9	94.5	98.1	101.25	104.85	122.4	139.95	157.5	175.05
1.90	68.4	86.4	90	93.6	97.2	100.8	104.4	108	125.55	143.55	161.5	179.55
1.93	70.2	88.65	205	95.85	99.45	103.5	107.1	110.7	129.15	147.6	166.05	184.5

Modificado de Guías Clínicas de los Institutos Nacionales de Salud sobre la Identificación, Evaluación y Tratamiento del Sobrepeso y Obesidad en Adultos, 1998.

* Consulte el equivalente en libras y pulgadas en la página 181

Llegar a su peso saludable

¿Qué es peso saludable? Si tiene presión arterial alta, o si está en riesgo, no es crucial que se haga "delgado". Pero debe tratar de alcanzar o mantener un peso que mejore el control de la presión arterial y disminuya también los riesgos de otros problemas de salud.

Tres evaluaciones que puede hacer pueden decir si peso es saludable o si puede beneficiarse bajando unos cuantos kilos.

Índice de masa corporal

El primer paso para determinar su peso saludable es encontrar el índice de masa corporal. Puede hacerlo utilizando la tabla acompañante de IMC.

Un IMC entre 19 y 24 es deseable. Si el IMC está entre 25 y 29, tiene sobrepeso. Es obeso si tiene un IMC de 30 o más. La obesidad extrema es un IMC mayor de 40.

Se tiene riesgo aumentado de desarrollar una enfermedad relacionada con el peso, como presión arterial alta si el IMC es de 25 o más.

Circunferencia de la cintura

Esta medición sigue en importancia al IMC. Indica en dónde está localizada la mayoría de la grasa. La gente que tiene la mayor parte del peso alrededor de la cintura a menudo se refiere como "manzanas". Los que llevan la mayoría del peso por debajo de la cintura, alrededor de caderas y muslos, son conocidos como "peras".

Generalmente es mejor tener forma de pera que de manzana. La acumulación de grasa alrededor de la cintura se asocia a riesgo aumentado de presión arterial alta además de otras enfermedades como diabetes, cardiopatía coronaria, accidente vascular cerebral y ciertos tipos de cáncer. Esto se debe a que la grasa del abdomen tiene mayor probabilidad de degradarse y acumularse en las arterias, aunque el mecanismo exacto por el que esto ocurre no ha sido comprobado.

Para determinar si tiene mucho peso alrededor del abdomen, mida la circunferencia de la cintura. Encuentre el punto más alto de cada uno de los huesos de sus caderas y mida a través del abdomen inmediatamente por arriba de estos puntos. Una medición de 102 centímetros en hombres y 88 centímetros en mujeres significa aumento de riesgos para la salud, especialmente si tiene un IMC de 25 o más.

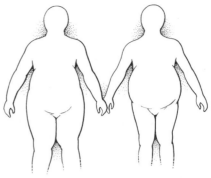

No solamente es importante el peso, sino también en dónde almacena el cuerpo la grasa extra. Para dos personas con el mismo índice de masa corporal, la persona con aumento de peso en "forma de manzana" tiene un mayor riesgo de problemas de salud que la persona con aumento de peso en "forma de pera".

"Forma de pera" "Forma de manzana"

Antecedentes personales y familiares

Las cifras de la presión arterial solas no son suficientes. Una evaluación de su historia clínica, junto con la de su familia, es igualmente importante para determinar si el peso es saludable.

Responda a estas preguntas.

- ¿Tiene un trastorno de la salud, como presión arterial alta, diabetes o colesterol elevado que se beneficiarían con la reducción de peso?
- ¿Tiene antecedentes familiares de una enfermedad relacionada con el peso, como diabetes tipo 2, presión arterial alta o apnea del sueño?
- ¿Ha aumentado considerablemente de peso a partir de la secundaria? El aumento de peso en la vida adulta se asocia a aumento de los riesgos para la salud.
- ¿Fuma cigarrillos, toma más de dos bebidas alcohólicas al día o vive con estrés significativo? En combinación con estos comportamientos, el exceso de peso puede tener mayores implicaciones para la salud.

Agréguese los resultados

Si el IMC muestra que usted no tiene sobrepeso, que no tiene demasiado peso alrededor de su abdomen y ha contestado "no" a todas las preguntas de la historia personal o familiar, probablemente no exista ninguna ventaja para la salud en cambiar el peso. El peso es saludable.

Si el IMC se encuentra entre 25 y 29, la circunferencia de la cintura es igual o excede de las guías saludables o si ha contestado "sí" por lo menos a una pregunta de salud personal y familiar, puede beneficiarse reduciendo unos cuantos kilos. Discuta su peso con el médico durante su siguiente visita.

Si el IMC es de 30 o más, es claro que reducir un poco de peso mejorará su salud y disminuirá el riesgo de enfermedades futuras.

Factores de la grasa

Comer demasiado y practicar poco ejercicio son responsables muy a menudo del aumento de peso. Cuando consume más calorías de las que utiliza durante la actividad, almacena un exceso de energía en forma de kilos de grasa.

Sin embargo, comer en exceso y la inactividad no siempre son el problema. Otros factores pueden influir también en su capacidad para controlar el peso:

Los genes. La herencia no lo destina a ser obeso, pero sus genes pueden hacerlo más susceptible a aumentar de peso. Afectan la velocidad con la que el cuerpo acumula grasa y en dónde se almacena la grasa. Los antecedentes familiares de obesidad aumentan las probabilidades de ser obeso 25 a 30 por ciento.

Otros factores de riesgo de obesidad, como los alimentos que consume y hábitos de actividad, son influidos fuertemente por su familia también.

El sexo. Los hombres pueden a menudo comer más que las mujeres sin aumentar de peso. Una explicación es que los hombres tienen más músculo y el músculo usa más energía que la grasa. Por lo tanto, los hombres usan un promedio de 10 a 20 por ciento más calorías que las mujeres.

La edad. Al aumentar la edad, el porcentaje de músculo tiende a disminuir y la grasa es responsable de un mayor porcentaje del peso. Como resultado, el metabolismo disminuye. En conjunto, estos cambios disminuyen las necesidades de calorías, agregando a menudo medio kilo extra cada año después de los 35 años.

Una dieta alta en grasas, alta en calorías. Usted puede no comer excesivamente, pero cuando come consume los alimentos equivocados, sobre todo ricos en grasa o en calorías. Gramo por gramo, la grasa proporciona más del doble de calorías que las proteínas o carbohidratos –9 calorías (39 kilojoules) *vs.* 4 calorías (17 kilojoules) por gramo.

Mucha gente supone erróneamente que todos los alimentos bajos en grasa son también bajos en calorías. Consumir alimentos y bebidas altas en calorías –aun cuando sean bajas en grasa– también puede aumentar el peso.

Problemas médicos. Menos de cinco por ciento de todos los casos de obesidad pueden deberse a un trastorno de la salud, como un trastorno metabólico o un desequilibrio hormonal. Sin embargo, algunas medicinas, incluyendo algunos esteroides orales y antidepresivos, frecuentemente causan aumento de peso.

Medidas para bajar de peso con éxito

Si su IMC es demasiado alto y necesita bajar de peso, aquí presentamos algunos pasos que pueden ayudarlo a bajar de peso con seguridad y mantenerlo permanentemente.

Como todos los veteranos en llevar dietas saben, bajar de peso es difícil. Y es más difícil conservar la reducción de peso. De las personas que pierden peso, la mayoría lo recupera en los primeros cinco años.

Hay muchos productos y programas que prometen ayudarlo a bajar de peso. Pero la mejor forma de reducir su IMC y mejorar su presión arterial es a través de los cambios en el estilo de vida:

Comprométase. Debe estar motivado para bajar de peso porque eso es lo que quiere, no lo que alguien quiere que usted haga.

Sólo usted puede ayudarse a bajar de peso. Sin embargo, eso no significa que tiene que hacerlo todo. El médico, una dietista u otro profesional de la atención de la salud pueden ayudarlo a desarrollar un plan para bajar de peso. Y no tenga temor de pedir apoyo de su esposa, familiares y amigos.

Piense positivamente. No siga pensando en lo que debe dejar para bajar de peso. En su lugar, concéntrese en lo que va a ganar. En lugar de pensar "realmente extraño comer una dona en el desayuno", dígase a usted mismo: "me siento mucho mejor cuando como un pan tostado y cereal en la mañana".

Ordene sus prioridades. El momento es crítico. No trate de bajar de peso si está distraído por otros problemas mayores. Las probabilidad es que sólo se esté preparando para el fracaso.

Se requiere mucha energía mental y física para cambiar de hábitos. Si tiene problemas familiares o económicos o si no está contento con otros aspectos importantes de su vida, puede tener menos capacidad para seguir sus buenas intenciones.

Fije una meta real. No trate de alcanzar un peso que satisfaga los ideales sociales de delgadez y que sea irreal. En su lugar, trate de alcanzar un peso confortable que mantenga fácilmente como adulto joven. Haga de un estilo de vida más saludable –no de la cantidad de kilogramos– su motivación primaria.

Si siempre ha tenido sobrepeso, trate de llegar a un peso que mejore la presión arterial, el azúcar y el colesterol. Acepte que la reducción de peso saludable es lenta y constante. Un buen plan de reducción de peso generalmente implica bajar no más de medio kilogramo por semana si es mujer y un kilogramo por semana si es hombre. Los hombres tienen un metabolismo basal más elevado que acelera la reducción de peso.

Fije objetivos semanales o mensuales que le permitan verificar sus éxitos.

Programas comerciales de reducción de peso

Mucha gente que trata de bajar de peso encuentra que haciéndolo con otros es más fácil. Por eso millones de estadounidenses ingresan en programas comerciales de reducción de peso cada año. Estos programas pueden ser útiles, pero no todos enfocan la reducción de peso en una forma segura y eficaz.

Antes de ingresar, asegúrese que el programa cumple con los cinco criterios siguientes:

Seguridad: El programa debe asegurar que reciba una nutrición adecuada. Aun cuando las dietas pueden ser bajas en calorías, deben proporcionar las cantidades diarias de nutrientes recomendadas, sin la necesidad de complementos inusuales o alimentos especiales.

Objetivos razonables de peso. Algunas personas con ciertos trastornos de salud pueden beneficiarse con una reducción rápida del peso. Pero en general, la reducción de peso debe ser lenta y constante. La reducción rápida de peso es sobre todo pérdida de líquidos, no de grasa. Busque un programa que esté orientado a reducir medio a 1 kilogramo por semana. Recuerde: Una reducción de sólo 4.5 kilogramos puede tener un efecto positivo sobre su presión arterial.

Participación del médico. El programa debe alentar la consulta con el médico. Hable con el médico si usted planea seguir una dieta muy baja en calorías. Si tiene problemas de salud o toma medicinas regularmente, verifique con el médico antes de tomar parte en un plan de reducción de peso.

Atención a los cambios permanentes en el estilo de vida. La reducción de peso tiene poca utilidad si no puede mantenerla. El programa debe ayudarlo a mejorar sus hábitos de ejercicio y alimentación para que pueda mantener un peso saludable.

Costos. Debe conocer exactamente cuánto le costará el programa, incluyendo el seguimiento regular.

Conozca sus hábitos. Para estar consciente de su comportamiento de alimentación, pregúntese si tiende a comer cuando está aburrido, enojado, cansado, ansioso, deprimido o presionado socialmente. Si es así, intente estas posibles soluciones.

- Antes de comer algo, pregúntese si realmente lo quiere
- Aprenda a decir "no", y siga comprometido
- Haga algo para distraerse de su deseo de comer, como hablar con un amigo por teléfono o enviar un encargo
- Si se siente estresado o enojado, dirija esa energía constructivamente

Éste es un buen momento para caminar 30 minutos o para limpiar su closet o el garage.

Si tiene problemas para identificar las emociones o situaciones que lo hacen comer, lleve un diario. Apunte lo que come y cuándo y por qué lo come. Vea si surgen algunas relaciones o algunos patrones.

Cambie gradualmente. Cuando ha identificado los comportamientos problema que quisiera cambiar, recuerde que el cambio gradual funciona mejor. Seleccione un área a la vez, y sea específico respecto a lo que va a mejorar ese comportamiento. Cuando haya cambiado un hábito, trabaje en otro.

Practique continuamente sus nuevos comportamientos para que se conviertan en hábitos.

Planee con anticipación. Sus hábitos viejos pueden estar tan arraigados que los sigue instintivamente. Ensayando mentalmente los nuevos hábitos puede ayudar. Imagínese que está en una reunión abundante con postres extravagantes. Véase a usted mismo tomando una pequeña porción de unos cuantos y dejando espacio entre ellos en su plato. Ensaye mentalmente este plan hasta que sienta que puede recordarlo y seguirlo.

No se quede con hambre. Los alimentos líquidos, las píldoras para dieta y las combinaciones de alimentos especiales no son su respuesta a largo plazo para el control del peso y una mejor salud. Cuatro encuestas nacionales encontraron que la mayoría de la gente trata de bajar de peso con una dieta de 1 000 a 1 5000 calorías (4 200 a 6 300 kilojoules) al día. Sin embargo, si se restringen las calorías a menos de 1 200 calorías (5 040 kilojoules) si es mujer y a menos de 1 400 calorías (5 880 kilojoules) si es hombre no se tiene suficiente alimento para quedar satisfecho y tendrá hambre antes del siguiente alimento. (Vea "Calculando su nivel de calorías" en la página siguiente, para determinar sus necesidades de calorías).

Comer menos de 1 200 calorías (5 040 kilojulios) también hace difícil tener cantidades adecuadas de ciertos nutrientes, como ácido fólico, magnesio y zinc. Además, favorece la pérdida temporal de líquidos y la pérdida de músculo sano, en lugar de una pérdida permanente de grasa.

Los supresores del apetito que se pueden comprar sin receta tampoco son recomendables si está tratando de bajar de peso, porque contienen sustancias semejantes a la adrenalina que pueden aumentar la presión arterial.

La mejor forma de bajar de peso es comer alimentos más saludables y cambiar los hábitos de alimentación. Disminuir las calorías de la grasa le permite comer alimentos más ricos en nutrientes como granos enteros, frutas y vegetales. También puede comer más alimentos con menos calorías. La alimentación saludable se discute con más detalle en el capítulo 6 (página 67).

Permanezca activo. La dieta le ayudará a bajar de peso. Pero si se agregan 30 minutos caminando rápidamente la mayoría de los días de la semana, puede duplicar la velocidad de la reducción de peso. La actividad física es el factor más importante relacionado con la reducción de peso a largo plazo. Favorece la pérdida de grasa y el desarrollo de músculo. Estos cambios en la composición corporal ayudan a aumentar la velocidad con la que quema calorías, haciendo más fácil mantener la reducción de peso.

Trate de tener actividad moderada por lo menos 30 minutos la mayoría, si no todos, los días de la semana. El siguiente capítulo discute las actividades que pueden ayudarlo a bajar de peso. En contra de las creencias de algunas personas, la actividad física no tiene que ser vigorosa o aburrida.

Mantenga su progreso. No deje que los retrocesos ocasionales –y habrá algunos– debiliten su compromiso para bajar de peso. Si encuentra que está volviendo a un viejo hábito, use las estrategias que siguió para dejar ese hábito.

Piense en toda la vida. No es suficiente comer alimentos saludables y practicar ejercicio unas cuantas semanas o inclusive varios meses. Tiene que incorporar este comportamiento en su vida.

En años futuros, los investigadores pueden descubrir más información respecto a la forma en que la genética y el cuerpo contribuyen al desarrollo de la obesidad. Y posiblemente esta información puede conducir a mejores tratamientos para la obesidad. Sin embargo, es poco probable que estos tratamientos futuros reemplacen la importancia de la actividad física y la alimentación sana para controlar el peso.

Calculando el nivel de calorías

Aquí se presenta una forma fácil de conocer la cantidad de calorías que puede comer y todavía reducir un promedio de medio kilogramo por semana:

$$\underline{\hspace{4cm}} \times 22 = \underline{\hspace{4cm}}$$
(peso actual en kilogramos)   (calorías diarias)

Use este nivel de calorías como objetivo diario.

Resumen

Puntos claves para recordar de este capítulo:

- El número de estadounidenses con sobrepeso y obesidad continúa aumentando.
- Su riesgo de presión arterial alta es mayor si ha aumentado más de 4.5 kilogramos siendo adulto.
- La presión arterial generalmente sube con el aumento de peso y baja con la reducción de peso.
- Bajar sólo 4.5 kilogramos puede disminuir la presión arterial.
- Para bajar de peso, tiene que estar comprometido.
- Trate de tener un peso saludable, no un peso ideal.
- La reducción de peso lenta, constante, basada en comer alimentos saludables, y la actividad física regular es el mejor método.
- Los buenos programas de reducción de peso dan importancia a la seguridad, la reducción gradual de peso y los cambios en el estilo de vida.

Capítulo 5

Cómo ser más activo

Una de las cosas más importantes que puede hacer para reducir la presión arterial es ser más activo. La actividad física regular puede disminuir la presión arterial aproximadamente igual que muchas medicinas.

Una razón importante por la que la presión arterial alta es tan frecuente es que la gente no es suficientemente activa. Las conveniencias modernas y la falta de tiempo libre han hecho que los estadounidenses sean cada vez más sedentarios. De acuerdo a la Asociación Americana del Corazón, sólo 22 por ciento de los estadounidenses adultos practica por lo menos 30 minutos de actividad física moderada la mayoría de los días de la semana.

Para disminuir su presión arterial, no tiene que convertirse en un atleta. El lema del acondicionamiento físico era "sin dolor, no hay ganancia". Pero ya no. Las actividades moderadas pueden ser igualmente útiles para mantener la presión arterial y la salud, siempre y cuando las practique regularmente. Lo importante es incluir más actividad física en su rutina diaria, no grandes exhibiciones de resistencia.

Actividad física y presión arterial

La actividad física es crucial para controlar la presión arterial porque hace más fuerte al corazón. El corazón es capaz de bombear más sangre con menos esfuerzo. Y mientras menos tenga que trabajar el corazón para bombear la sangre, menos fuerza se ejerce sobre las arterias. Además, la actividad regular ayuda también a favorecer la reducción de peso.

¿Exactamente cuánto puede reducir la presión arterial la actividad física regular? Puede disminuir la presión sistólica y diastólica 5 a 10 mm Hg. Si tiene riesgo de presión arterial alta, esto es suficiente para que no se desarrolle el trastorno. Si tiene presión arterial alta, puede ser suficiente para evitar que tenga que tomar medicinas. Si está tomando medicinas, es suficiente para hacer que las medicinas funcionen más eficazmente.

Además de ayudar a controlar su presión arterial, la actividad regular disminuye también el riesgo de ataque cardíaco, elevación del colesterol, diabetes, osteoporosis y algunos cánceres. Además:

- Mejora la concentración
- Favorece un sueño reparador
- Reduce la fatiga
- Reduce el estrés y la ansiedad
- Favorece la flexibilidad y agilidad (reduciendo el riesgo de caídas)

Actividad frente a intensidad

Durante muchos años la creencia común era que se tenía que practicar ejercicio vigoroso si se quería tener una buena condición física y mejorar la salud. Como resultado, la gente desarrolló una actitud de todo o nada hacia el ejercicio. Desafortunadamente, demasiadas personas no hacían nada.

En 1995, los Centros de Control y Prevención de Enfermedades, la Asociación Americana del Corazón, el Colegio Americano de Medicina del Deporte y el Cirujano General de EUA publicaron nuevas guías. Las guías destacan la actividad en lugar de la intensidad, porque los estudios encontraron que formas menos vigorosas de actividad también pueden mejorar la salud.

La "actividad" también se convirtió en el término preferido en lugar de "ejercicio" porque para mucha gente "ejercicio" implica una rutina planeada y repetitiva. Una "actividad" no tiene que ser estructurada para ser benéfica.

Además de las formas comunes de actividad física, como caminar o montar en bicicleta, las nuevas guías promueven actividades como cortar el césped con una podadora manual, limpiar los pisos o bailar. Puede también acumular sus actividades durante el día. Vaya a comprar el periódico en bicicleta o pase unos minutos arreglando las flores del jardín.

Sin embargo, no todas las actividades diarias cuentan. La actividad debe ser moderadamente intensa. Eso equivale a un esfuerzo que usted percibe como "bastante ligero" o "un poco fuerte" (vea "Escala de percepción del ejercicio").

El cambio en el énfasis del ejercicio a la actividad no elimina los beneficios del ejercicio vigoroso. Las nuevas guías tienen el objeto de complementar –no reemplazar– las recomendaciones previas para

promover las actividades de alta intensidad. La actividad más vigorosa
tiene mayores beneficios para la salud. Lo principal es que usted tome parte
en algún tipo de actividad física la mayoría de los días de la semana.

Escala de percepción del ejercicio

La actividad física moderadamente intensa califica como "bastante ligera" a "un poco fuerte"o más o menos de 11 a 14, en la escala de Percepción del Ejercicio. La percepción del ejercicio se refiere a la cantidad total de esfuerzo, estrés físico y fatiga que presenta durante la actividad.

6
7 Muy, muy ligera
8
9 Muy ligera
10
11 Bastante ligera
12
13 Un poco fuerte
14
15 Fuerte
16
17 Muy fuerte
18
19 Muy, muy fuerte
20

¿Qué clase de actividad?

El acondicionamiento total involucra tres componentes: actividad aeróbica para mejorar el corazón y la capacidad pulmonar (salud cardiovascular), ejercicios de flexibilidad para mejorar la flexibilidad de articulaciones y ejercicios de fortalecimiento para mantener la masa ósea y muscular.

De estas tres, la actividad aeróbica tiene el mayor efecto para controlar la presión arterial. Una actividad es aeróbica si tiene demandas agregadas sobre el corazón, pulmones y músculos, aumentando la necesidad de oxígeno.

Limpiar la casa, jugar golf o recoger hojas son actividades aeróbicas si requieren un esfuerzo bastante ligero o un poco fuerte. Otras formas comunes de actividades aeróbicas incluyen:

Caminar. Caminar es atractivo para mucha gente porque no requiere ninguna habilidad atlética especial. Es conveniente y sin costo. Puede variar la ruta para mantenerla interesante. Y es una actividad que puede disfrutar solo o con amigos.

Caminar ayuda también a quemar calorías. Se quema aproximadamente la misma cantidad de grasa durante el ejercicio de larga duración y baja intensidad que en períodos breves de ejercicio.

Cuando camine, asegúrese que usa buenos zapatos que proporcionen a sus pies soporte y tracción. Si ha estado inactivo y está fuera de condición física, empiece caminando a una velocidad muy ligera (vea "Escala de Percepción del Ejercicio") durante 5 a 10 minutos. Cada vez que camine, aumente gradualmente la intensidad y la duración.

Trotar. Trotar es una excelente forma de ejercicio aeróbico porque hace trabajar al corazón, pulmones y músculos en un tiempo relativamente breve. Esto permite a mucha gente adaptar el trote a sus horarios ocupados. Caminar o trotar no requiere mucho equipo –sólo un buen par de zapatos.

Sin embargo, trotar requiere acondicionamiento cardiovascular previo y fortalecimiento muscular. Con el tiempo, trotar puede dañar las articulaciones de los tobillos y rodillas.

Si usted quiere trotar pero no ha estado activo durante varios meses, empiece caminando. Cuando pueda caminar tres kilómetros en 30 minutos cómodamente, está listo para tratar de alternar trotar y caminar. Aumente gradualmente el tiempo que trota y disminuya el tiempo que camina.

Para minimizar el riesgo de lesiones y molestias musculares y articulares, no trote más de tres o cuatro veces por semana, y trate de trotar en días alternos.

Bicicleta. Caminar o montar en bicicleta es una buena selección si está empezando un programa regular de ejercicio. Empiece lentamente y aumente su resistencia.

Puede estar tentado al reto y acomodar las velocidades de la bicicleta para hacer más difícil el pedaleo, produciendo una tensión semejante a la de una carrera fuerte. Esto no hace trabajar al corazón y pulmones eficazmente, excepto en subida. Pedalear más rápidamente siempre –inclusive al ir en descenso– ayuda a hacer que la bicicleta sea una actividad aeróbica.

Natación. Es una excelente forma de ejercicio cardiovascular porque involucra al corazón, pulmones y músculos. También es suave para las articulaciones. Si tiene usted artritis o alguna otra enfermedad articular, la natación es una buena forma de aumentar su actividad aeróbica.

Aparatos para ejercicio. Los aparatos para el ejercicio pueden proporcionar tanto capacidad aeróbica como fuerza muscular. En general, usted obtiene lo que paga cuando compra un aparato de ejercicio. Vea la garantía –generalmente es un signo de calidad. Asegúrese que está sólidamente construido, sin cables o cadenas exteriores. Evite los componentes operados por resortes y busque un aparato que funcione suavemente.

No tome una decisión de compra basado en artefactos que monitorizan su desempeño. Muchos aparatos están cargados de cosas tales como contadores de calorías, impresiones de computadora y pantallas de video. Son cosas que no necesita y que probablemente no use.

Cada una de estos cinco aparatos básicos ofrece beneficios especiales para el condicionamiento:

Bicicleta estacionaria. Es una excelente selección tanto para empezar como para los veteranos del ejercicio. Hace trabajar sobre todo a la parte inferior del cuerpo, pero algunas bicicletas tienen manubrios movibles que proporcionan también trabajo a la parte superior del cuerpo, aumentando las demandas sobre el corazón y pulmones. Si tiene problemas con las rodillas, asegúrese que se puede ajustar la resistencia a un nivel bajo, y mantenga sus rodillas flexionadas durante todo el ciclo.

Aparatos de remo. Este tipo de aparato ofrece un buen trabajo aeróbico, ejercitando los músculos de todo el cuerpo, así como el corazón y pulmones. Ayuda a fortalecer la espalda, hombros, estómago, piernas y brazos. Los aparatos con volante y cadena generalmente son más fáciles de operar y más eficaces que los de tipo pistón, que son menos costosos y más compactos. La técnica adecuada es importante para evitar tensión sobre la espalda.

Banda sin fin. Una banda sin fin aumenta la fuerza de las piernas así como la capacidad aeróbica. Algunos modelos ofrecen inclinaciones ajustables que simulan subir colinas. Usted puede ajustar la velocidad para caminar o trotar. Los modelos de más caballos de fuerza generalmente funcionan mejor y son más durables.

Escaleras. Subir y bajar escaleras ayuda a dar tono muscular y fuerza a sus caderas, glúteos, muslos, pantorrillas y la parte inferior de la espalda. También proporciona un trabajo efectivo para el corazón y pulmón. En comparación con trotar, reduce el desgaste sobre los tobillos y rodillas. Sin embargo, puede agravar los problemas existentes de las rodillas.

Esquí para campo traviesa. Las ventajas de este aparato son que ofrece un buen trabajo en general y no carga las articulaciones. Pero algunos encuentran difícil dominarlo. Se necesita capacidad para mover los brazos y piernas en oposición rítmica. Esto puede requerir práctica.

¿Qué tanta actividad?

Sea tan activo como pueda todos los días. Como mínimo, trate de quemar por lo menos 150 calorías (630 kilojoules) diariamente en actividades aeróbicas. Para actividades moderadamente intensas, eso equivale a unos 30 minutos. Las actividades más ligeras requieren más tiempo, y las actividades más vigorosas menos tiempo. Además, mientras mayor es su peso, se requiere menos tiempo para quemar calorías, y mientras menor es su peso, necesita más tiempo. Sin embargo, si usted usa como guía 30 minutos, estará muy cercano a obtener la mínima cantidad de actividad que necesita.

Si es difícil distraer 30 minutos de su horario, puede acumular sus actividades en intervalos de cinco a 10 minutos durante el día. Estacione su automóvil más lejos del trabajo. Suba por la escalera en lugar del

Guía de actividades

Actividad	Minutos necesarios para quemar 150 calorías en una persona de 70 kilos*
Lavar y encerar el auto	45 a 60
Lavar ventanas y pisos	45 a 60
Jugar voleibol	45
Jugar futbol tochito	30 a 45
Trabajar en el jardín	30 a 45
Desplazarse en silla de ruedas	30 a 40
Caminar (20 minutos por 1.6 km)	35
Basketbol (tiros a la canasta)	30
Bicicleta (6 minutos por 1.6 km)	30
Bailar rápidamente	30
Recoger hojas de árboles	30
Aeróbicos en agua	30
Podar el pasto (podadora manual)	30
Caminar (15 minutos por 1.6 km)	30
Natación	20
Basketbol (un partido)	15 a 20
Trotar (12 minutos por 1.6 km)	20
Carrera (10 minutos por 1.6 km)	15
Palear nieve	15
Subir escaleras	15

*Equivalente a minutos requeridos para quemar 630 kilojoules una persona de 70 kilogramos.
Modificado de las Guías Clínicas de Salud de los Institutos Nacionales de Salud sobre la Identificación, Evaluacion y Tratamiento del Sobrepeso y la Obesidad en Adultos, 1998.

elevador. Camine un poco durante la hora del almuerzo. Tres periodos de 10 minutos de actividad son casi tan benéficos para su acondicionamiento general que una sesión de 30 minutos.

También busque oportunidades para incluir más actividades en su rutina regular. Mientras ve o escucha las noticias, camine en la banda sin fin. Cuando lea una revista o un libro, súbase a su bicicleta estacionaria.

El plan de acondicionamiento que sigue describe más específicamente la forma de empezar un programa de actividad, cómo agregar tiempo o distancia al mejorar su condición física y la forma de añadir entrenamiento de fuerza para redondear su acondicionamiento físico global.

Plan de acondicionamiento de seis pasos

Uno de los retos para incorporar más actividad física en el día es dejar la inactividad. Usted sabe que debe ser más activo, pero dar ese paso de "saber" a "hacer" algunas veces no es tan fácil como parece.

Para ayudar a empezar y mantenerse activo, le presentamos un programa de condicionamiento total que es seguro casi para cualquiera. Sin embargo, si tiene un problema crónico de salud o riesgo significativo de enfermedad cardiovascular, puede requerir algunas precauciones especiales. Para mantenerse seguro, verifique con el médico primero, si usted:

- Tiene una presión arterial de 160/100 mm Hg o más
- Tiene enfermedad cardiovascular, pulmonar, renal, diabetes o artritis
- Es un hombre de 40 años o más o una mujer de 50 años o más
- Tiene antecedentes familiares de problemas relacionados con el corazón antes de los 55 años de edad
- No está seguro de su estado de salud
- Ha presentado molestias en el pecho, falta de aire o mareo cuando ha practicado ejercicio

Si toma medicinas regularmente, pregunte al médico si aumentar la actividad física cambia la forma en que funcionan las medicinas o sus efectos secundarios. Las medicinas para la diabetes y las enfermedades cardiovasculares pueden causar algunas veces deshidratación, alteraciones del equilibrio y visión borrosa. Algunas medicinas pueden afectar también la forma en que el cuerpo reacciona al ejercicio.

Paso 1: Fije objetivos

Los objetivos ayudan a motivarlo a empezar y permanecer activo. Empiece con objetivos sencillos, como tratar de ser activo la mayoría de los días de la semana, y luego progrese a objetivos de mayor alcance. La gente que permanece físicamente activa durante seis meses, generalmente termina haciendo que la actividad regular sea un hábito.

Asegúrese que los objetivos son razonables. Es fácil frustrarse y rendirse con objetivos demasiado ambiciosos. Además, sea específico respecto a los objetivos. Formule exactamente el objetivo y el tiempo en que quiere alcanzarlo.

Si tiene, o está en riesgo de padecer presión arterial alta, uno de los objetivos debe ser disminuir la presión arterial. Otro objetivo podría ser bajar de peso. Los objetivos podrían leerse en la siguiente forma:

- Reduciré mi presión arterial sistólica 4 mm Hg y mi presión diastólica 2 mm Hg en seis meses
- Bajaré 2.7 kilogramos en seis meses

Para alcanzar estos objetivos, puede ayudar si se establecen algunas metas de actividad. Estas metas deben ser alcanzables y específicas. Aquí se presentan algunos ejemplos:

- Haré ejercicios de estiramiento antes y después de la actividad física
- Caminaré 30 minutos tres días a la semana
- Practicaré ejercicios de fortalecimiento dos días a la semana

Una vez que ha decidido los objetivos, escríbalos y consérvelos en donde pueda verlos. Viendo sus objetivos puede motivarse.

Al cumplir con los objetivos, fije otros nuevos

Paso 2: Reúna su equipo

Su equipo puede ser tan simple como unos zapatos atléticos. Use zapatos que se adapten bien a los pies y que proporcionen un buen soporte.

Si planea bicicleta, asegúrese que la bicicleta está ajustada para su peso y longitud del brazo. Cuando está sentado y tiene el pie en el pedal más cerca del piso, la pierna no debe estar completamente extendida. También debe poder alcanzar los manubrios y aplicar los frenos y las velocidades mientras mantiene la vista en el camino.

Si decide comprar un aparato para ejercicio, aprenda a ajustarlo para que se adapte a su estatura y nivel de resistencia.

Para entrenamiento de fuerza, puede hacer sus propias pesas llenando calcetines viejos con frijoles o monedas, o llenando parcialmente un frasco de leche de dos litros con agua o arena. Puede comprar pesas usadas en alguna tienda de equipo atlético.

Paso 3: Tome tiempo para ejercicios de estiramiento

Los ejercicios de estiramiento durante 5 a 10 minutos antes de empezar una actividad aumentan el flujo de sangre y calientan los músculos. Esto ayuda a preparar el cuerpo para la actividad aeróbica siguiente.

Los ejercicios de estiramiento 5 a 10 minutos desués de una actividad aeróbica –cuando sus músculos están sueltos– mejora la flexibilidad global de los músculos y articulaciones. También ayudan a evitar dolores musculares y reducen el riesgo de lesiones.

Ejercicios de calentamiento y enfriamiento

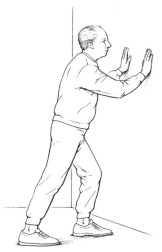

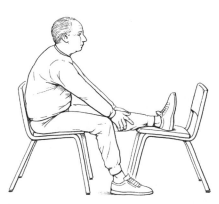

Estiramiento de la pantorrilla: Párese a la distancia de un brazo de la pared. Inclínese hacia la pared. Coloque una pierna adelante con la rodilla flexionada. Mantenga la otra pierna atrás con la rodilla extendida y el talón en el piso. Manteniendo la espalda recta, mueva las caderas hacia la pared hasta que sienta un estiramiento. Manténgalo durante 30 segundos. Relájese. Repítalo con la otra pierna.

Estiramiento de los músculos posteriores del muslo: Siéntese en una silla con una pierna en otra silla. Mantenga la espalda recta. Lentamente incline la pelvis hacia adelante hasta que sienta un estiramiento en la parte posterior del muslo. Mantenga la posición durante 30 segundos. Relájese. Repítalo con la otra pierna. (También puede hacer este ejercicio sentado en el piso con una pierna estirada hacia adelante y la otra flexionada hacia atrás).

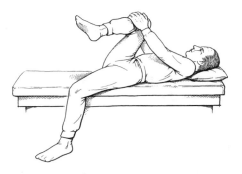

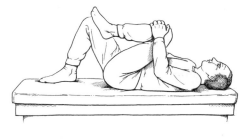

Estiramiento del muslo: Acuéstese en una mesa o en la cama con una pierna y cadera tan cerca del borde como sea posible, con la pierna colgando relajada sobre el borde. Jale el otro muslo y rodilla firmemente hacia el pecho hasta que la parte baja de la espalda se aplane contra la mesa. Manténgase así durante 30 segundos. Relájese. Repítalo con la otra pierna.

Estiramiento de la parte baja de la espalda: Acuéstese en una superficie plana, como el piso o una mesa, con las caderas y rodillas flexionadas y los pies sobre la superficie. Jale su rodilla izquierda hacia su hombro con ambas manos (si tiene problemas con la rodilla, jale la parte posterior del muslo). Manténgase así durante 30 segundos. Relájese. Repítalo con la otra pierna.

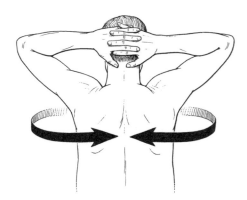

Estiramiento del tórax: Cruce los dedos detrás de la cabeza. Jale los codos firmemente hacia atrás mientras que inhala profundamente. Manténgase así durante 30 segundos (siga respirando). Relájese.

Paso 4: Enfatice el acondicionamiento aeróbico

Utilice por lo menos 30 minutos en actividades aeróbicas que perciben como bastante ligeras o un poco fuertes. Si ha estado inactivo y fuera de condición física, empiece con 5 a 10 minutos, lentamente. Luego aumente gradualmente el tiempo uno a cinco minutos por sesión así como la velocidad. Mucha gente empieza con un celo frenético y lo abandonan cuando sus músculos o articulaciones tienen dolor o se lesionan.

Después que ha estado activo durante un tiempo y cuando siente que ya está listo, recupere gradualmente la velocidad de la actividad o aumente el tiempo que pasa en ella unos minutos cada día. En lugar de 30 minutos la mayoría de los días de la semana, intente llegar a 45 o 60 minutos.

Cuando practica actividades aeróbicas mantenga en la mente estas sugerencias:

Combine las actividades. Hacer lo mismo todo el tiempo aumenta las probabilidades de aburrirse y dejar de estar activo. Piense en actividades más allá de las comunes, como remo, baile o escalar. Además, trate de alternar entre actividades que enfatizan el acondicionamiento para la parte inferior y superior del cuerpo.

Participar en diversas actividades reduce también sus probabilidades de lesiones de algún músculo específico o exceso de uso de una articulación.

Sea flexible. Si está demasiado cansado o no se siente bien, tome uno o dos días de descanso.

La prueba de la conversación

Una forma como puede saber si está haciendo ejercicio con la intensidad adecuada es si puede llevar a cabo una conversación con un compañero. Si está demasiado agitado para completar una frase de cuatro o cinco palabras, probablemente es demasiado y debe disminuir la intensidad del ejercicio.

Escuche a su cuerpo. Unos pocos dolores pueden ocurrir algunas veces, pero esté alerta a los signos de exceso de ejercicio o estrés (vea "Cómo evitar lesiones", página 65).

Paso 5: Aumente la fuerza

Por lo menos dos veces por semana pase unos minutos practicando ejercicios que ayuden a aumentar la fuerza. La mayor fuerza muscular hace que la actividad aeróbica sea más fácil. Un mayor porcentaje de músculo que de grasa aumenta también el número de calorías que usted utiliza diariamente, además los músculos, tendones y ligamentos más fuertes alrededor de las articulaciones lo protegen de caídas y fracturas y reducen el riesgo de lesiones.

Ejercicios de fortalecimiento

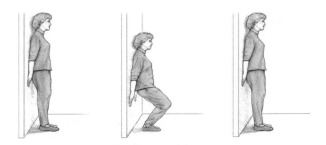

Deslizamiento sobre la pared: Párese con los talones a unos 30 centímetros de la pared. Con su espalda contra la pared, deslícese lentamente hacia abajo hasta que sus rodillas estén flexionadas en un ángulo de 45 grados. Regrese hacia arriba deslizándose sobre la pared hasta la posición de pie. Esto fortalece su cuadríceps, mejorando la fuerza para caminar y subir escaleras.

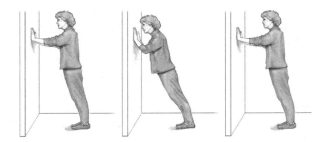

Extensión y flexión contra la pared: Párese frente a la pared lo suficientemente lejos para que pueda colocar las palmas de las manos en la pared con los codos ligeramente flexionados. Lentamente flexione los codos e inclínese hacia la pared, soportando el peso con los brazos. Extienda los brazos y regrese a la posición de pie. Esto fortalece los músculos de los brazos y pecho.

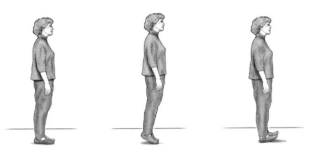

Elevación sobre los dedos de los pies y los talones: Estando de pie, levántese hasta que su peso descanse sobre sus dedos. Luego vuelva hacia atrás y cambie el peso a los talones, levantando los dedos del piso. Esto fortalece los músculos de la pierna y pantorrilla para mejorar el equilibrio.

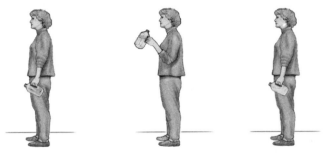

Flexión del brazo: Párese con los pies y hombros separados. Para tener resistencia, sostenga un frasco de leche de dos litros parcialmente lleno. Flexione el codo hasta que la mano llegue a la altura del hombro. Manténgase así, y luego baje el brazo lentamente. Esto confiere tono al bíceps para llevar y levantar objetos.

Usted aumenta la fuerza haciendo trabajar a los músculos contra su propio peso del cuerpo con bandas elásticas o con objetos pesados (pesas). La cantidad de peso o resistencia que necesita para aumentar la fuerza muscular depende de la fuerza actual. Seleccione una resistencia que lo haga sentir que está trabajando en un nivel "un poco fuerte" de la Escala de Percepción del Ejercicio.

Al principio, pesos ligeros o baja resistencia y muchas repeticiones ayudan a aumentar la resistencia muscular. Al aumentar la fuerza, incremente gradualmente el peso o la resistencia o aumente el número de repeticiones.

Sin embargo, antes de llegar a levantamiento de pesas, hable con el médico. La tensión del levantamiento de pesas puede causar un aumento importante de la presión arterial. Esto podría ser peligroso si su presión arterial alta no está controlada.

Paso 6: Busque formas para seguir motivado

La mayoría de la gente alcanza un nivel deseable de condicionamiento en tres a nueve meses. La meta entonces es mantener su condición física.

Para mantenerse motivado:

Lleve un registro de su progreso. Valore su progreso en un registro o un diario escrito. Ver en el papel cómo ha mejorado su condición física puede ayudar a mantenerlo motivado para hacer más.

Adapte sus actividades. Al tener una mejor condición física, ajuste la intensidad y duración de sus actividades.

Intente nuevas actividades. Incorporar actividades diferentes y más desafiantes en el programa lo ayudan a disfrutarlo. También busque la forma de incluir a su familia en las actividades físicas.

Cómo evitar lesiones

Las lesiones ocurren ocasionalmente durante la actividad física. Sin embargo, puede reducir el riesgo de lesiones siguiendo estos consejos:

Tome mucha agua. El agua ayuda a mantener normal la temperatura del cuerpo y enfría los músculos que están trabajando. Para ayudar a reponer los líquidos que pierde, tome agua antes y después de la actividad.

Use ropas adecuadas. Use ropas flojas, confortables, que permitan que escape la transpiración de su cuerpo.

Haga ejercicios de calentamiento y enfriamiento. Los ejercicios de estiramiento antes de las actividades aeróbicas preparan al cuerpo para la actividad siguiente. Los ejercicios de estiramiento después de terminar ayudan a mejorar su flexibilidad.

Manténgase activo regularmente. Su riesgo de lesiones aumenta si cambia con frecuencia entre ejercicios intensos y semanas de inactividad.

Evite iniciar y suspender las actividades. Una forma controlada y continua de actividad, como caminar o montar en bicicleta, generalmente produce menos riesgo de un estiramiento muscular u otra lesión que actividades en las que usted empieza y se detiene frecuentemente, como en el baloncesto o el tenis.

No compita. Evite la intensidad física y emocional que acompaña a menudo a los deportes competitivos.

Deje que se digiera el alimento. Espere dos a tres horas después de una comida abundante antes de iniciar la actividad. La digestión desvía la sangre hacia el aparato digestivo y la aleja del corazón.

Adapte su actividad al clima. Cuando el tiempo está caliente y húmedo disminuya su velocidad y distancia o practique el ejercicio temprano en la mañana o avanzada la tarde cuando está más fresco.

Evite la actividad cerca del tráfico intenso. Respirar el monóxido de carbono de los automóviles reduce el aporte de oxígeno al corazón.

Conozca los signos de advertencia. Busque atención inmediata si usted presenta cualquiera de estos síntomas:

- Opresión en el pecho
- Falta intensa de aire

- Dolor en el pecho o en los brazos o mandíbula, a menudo en el lado izquierdo
- Latidos cardíacos rápidos, irregulares (palpitaciones)
- Mareo, desmayo o náusea

La actividad moderada no debe causar molestias. Su respiración puede aumentar y usted debe sentir que está trabajando. Sin embargo, no debe sentir dolor o quedar exhausto.

Resumen

Puntos claves para recordar de este capítulo:

- La actividad física regular puede disminuir la presión arterial 5 a 10 mm Hg
- La actividad regular es más importante que la intensidad
- Debe practicar por lo menos 30 minutos de actividad moderadamente intensa la mayoría, si no todos los días de la semana. Si ha estado inactivo, aumente gradualmente hasta llegar a este tiempo
- La actividad aeróbica tiene un mayor efecto sobre la presión arterial. Una actividad es aeróbica si exige demandas adicionales al corazón, pulmones y músculos, aumentando la necesidad de oxígeno
- Si el tiempo es un problema, busque la forma de incluir más actividad en su rutina diaria
- Incluya diversas actividades. Tiene mayor probabilidad de permanecer activo realizando lo que disfruta
- Los beneficios de la actividad física sobre la salud casi siempre son mucho mayores que el riesgo de lesiones

Capítulo 6

Comer bien

Además de controlar su peso y ser más activo, comer más saludablemente puede ayudar también a disminuir su presión arterial y mantenerla bajo control. En conjunto, estos tres pasos pueden disminuir las probabilidades de que necesite medicinas.

Comer bien no significa contar la calorías y dejar de comer todos los alimentos que disfruta. Significa disfrutar una variedad de alimentos que pueden mantenerlo sano ahora y en el futuro. Diversos alimentos lo ayudan a asegurarse que obtiene la combinación correcta de nutrientes.

Para manejar la presión arterial alta, todavía se recomienda evitar el consumo excesivo de sodio, como se discute en el capítulo siguiente. Pero la información más reciente sugiere que comer menos grasas y más granos, frutas, vegetales y productos lácteos bajos en grasa no sólo favorece su salud en general, sino que tiene beneficios específicos para controlar la presión arterial.

El estudio DASH

A través de los años, varios estudios han sugerido que una dieta saludable puede disminuir su presión arterial. Ahora tenemos pruebas de que es cierto.

Un estudio de 1997 llamado "Enfoques dietéticos para detener la hipertensión", o DASH, comparó tres dietas en 459 personas. El grupo incluyó pacientes con presión arterial alta y presión arterial limítrofe (normal-alta) con riesgo de desarrollar presión arterial alta.

De las tres dietas del estudio, una se hizo coincidir con la dieta típica baja en frutas, verduras y productos lácteos, con un contenido de grasa típico de la dieta promedio estadounidense (37 por ciento de las calorías totales). Otra dieta dio importancia a las frutas y verduras –un

mínimo de ocho porciones– y no controló el consumo de los productos
lácteos o grasa. La tercera dieta, llamada dieta de combinación, dio
importancia a las frutas y verduras mas granos y productos lácteos
bajos en grasa. La grasa fue también menor que en las otras dietas
(menos de 30 por ciento de calorías totales).

Resultado: tanto la dieta de frutas y verduras como la dieta
de combinación disminuyeron la presión arterial. Pero la dieta de
combinación obtuvo las mayores reducciones de la presión arterial.

Los pacientes con presión arterial alta que siguieron la dieta de
combinación tuvieron un promedio de disminución de 11.4 mm Hg
de la presión sistólica y 5.5 mm Hg de la presión diastólica. Es
aproximadamente el mismo efecto de algunas medicinas. Las
personas con presión normal-alta disminuyeron su presión sistólica
un promedio de 3.5 mm Hg y su presión diastólica un promedio de
2 mm Hg.

Los investigadores no están seguros por qué la dieta de combinación
tuvo mejores resultados. Pero creen que puede ser porque la dieta favorece
la reducción de peso y porque es rica en potasio, calcio y magnesio,
minerales relacionados con una menor presión arterial.

El sodio en las tres dietas se limitó a unos 3 000 miligramos (mg) al
día –menos de lo que consume típicamente la mayoría de
estadounidenses. Un seguimiento del estudio DASH está investigando
si disminuyendo más el sodio puede obtenerse una mayor reducción de
la presión arterial.

Principios básicos del DASH

El plan de alimentos DASH es rico en granos, frutas, verduras y productos
lácteos bajos en grasa. Destacando estos alimentos, el plan limita la grasa, la
grasa saturada y el colesterol, en tanto que proporciona cantidades abundantes de fibra, potasio, calcio y magnesio.

Aun cuando los investigadores sugieren que la dieta DASH puede
ayudar específicamente a disminuir la presión arterial alta, la premisa es
que la dieta es similar a la pirámide guía de alimentos recomendada para
todos los estadounidenses sanos. Ambos planes favorecen comer más
granos, frutas y vegetales, y menos productos animales, incluyendo carne,
pollo y pescado.

El plan DASH, sin embargo, recomienda un mínimo de ocho porciones
de frutas y verduras en lugar de los cinco que sugiere la pirámide guía de
alimentos. El plan DASH también separa las proteínas vegetales de las
proteínas animales, recomendando cuatro o cinco porciones por semana de
nueces, semillas y legumbres. En esta forma, la dieta DASH limita más la
grasa y ayuda a asegurar más fibra, potasio y magnesio, nutrientes
asociados a una menor presión arterial.

Cómo comer con DASH

Para manejar su presión arterial con la dieta, aquí presentamos los tipos y cantidades de alimentos que debe consumir diariamente:

Granos: siete a ocho raciones. Los granos incluyen pan, cereales, arroz y pasta. Además de ser bajos en grasa, los granos son ricos en carbohidratos complejos y nutrientes. Los granos enteros proporcionan más fibra y nutrientes, como magnesio, que las variedades refinadas.

El pan y la pasta son naturalmente bajos en grasa y calorías. Para mantenerlos así, se debe tener cuidado en lo que se agrega a estos alimentos. Evite la crema y las salsas de queso en la pasta, y escoja en su lugar agregar vegetales o jitomate fresco.

Seleccione panes de levadura simple en lugar de los panes rápidos, panes dulces y otros elaborados con grasa agregada.

Frutas y verduras: ocho a diez raciones. Comer más frutas y verduras puede ser una de las mejores cosas que usted puede hacer para mejorar la presión arterial y la salud en general. Además de ser virtualmente libres de grasa y bajas en calorías, las frutas y verduras proporcionan fibra y diversos nutrientes, incluyendo potasio y magnesio. También contienen sustancias fitoquímicas, que pueden reducir el riesgo de enfermedad cardiovascular y algunos cánceres.

Sustituir por frutas y verduras los alimentos que tienen más grasa y calorías es también una forma relativamente fácil de mejorar la dieta sin disminuir la cantidad que come. La clave es no añadir a las frutas y vegetales aderezos o salsas que contienen mucha grasa.

Productos lácteos: dos a tres porciones. Los productos lácteos son fuentes importantes de calcio y vitamina D y ayudan a su cuerpo a absorber calcio. También proporcionan proteínas. Pero los productos lácteos pueden ser ricos en grasa. Seleccionando las variedades bajas en grasa o sin grasa, como la leche descremada o la leche baja en grasa y el yogur, los quesos sin grasa o semi-descremados, usted puede obtener los beneficios de los productos lácteos sobre la salud sin toda la grasa.

Carne, pollo y pescado: dos o menos raciones. Estos alimentos son fuentes importantes de proteínas, vitaminas B, hierro y zinc. Cuando usted consume carne, seleccione cortes sin grasa, como filete o solomillo. Cuando prepare el pollo, quite la piel para reducir la grasa a la mitad. Sin embargo, inclusive las variedades magras contienen grasa y colesterol. Trate de limitar todos los alimentos animales.

El pescado es una de las proteínas animales más magras que usted puede seleccionar. Además, la grasa que contiene es principalmente un tipo llamado ácidos grasos omega-3.

La dieta DASH

Éste es el plan que disminuyó la presión arterial en mayor grado en el estudio DASH. Para ayudar a controlar su presión arterial, trate de consumir diariamente las cantidades mencionadas de los diferentes grupos de alimentos.

Alimentos y porciones diarias	Ejemplos de las porciones
Granos 7 a 8	1/2 taza (90 g) de cereal cocinado, arroz o pasta 1/2 taza (30 g) de cereal listo para comer 1 rebanada de pan integral (trigo) 1/2 pan tostado o bollo inglés
Frutas y verduras 8 a 10	1/2 taza (15 g) de pasas 3/4 taza (180 mL) de jugo de frutas al 100% 1 manzana o plátano medianos 12 uvas 1 taza (60 g) de verduras de hojas verdes 1/2 taza (90 g) de verduras cocidas 1 papa mediana
Productos lácteos 2 a 3	1 taza (250 mL) de leche baja en grasa o sin grasa o una taza (250 g) de yogur 1.5 oz (45 g) de queso bajo en grasa o sin grasa 2 tazas (500 g) de queso cottage bajo en grasa o sin grasa
Carne, pollo y pescado 2 o menos	60-90 g de pollo cocido sin piel, pescados y mariscos o carne magra
Legumbres, nueces y semillas 4 a 5 por semana	1/2 taza (105 g) de legumbres cocidas 1/4 taza (30 g) de semillas 1/3 taza (30 g) de nueces

Las porciones están basadas en una dieta de 2 000 calorías (8 400 kilojoules) al día. La mayoría de estadounidenses necesitan entre 1 600 y 2 400 calorías (6 700 a 10 080 kilojoules) al día, dependiendo de la edad y actividad. Para ajustar la dieta para incluir menos o más raciones, hable con un dietista.

Modificado de Institutos Nacionales de Salud. La Dieta DASH.

Los ácidos omega-3 ayudan a disminuir la presión arterial ligeramente, y pueden adelgazar la sangre y reducir el riesgo de coágulos. Los coágulos que se forman en las arterias estrechadas aumentan el riesgo de ataques cardíacos y accidentes vasculares cerebrales.

Legumbres, nueces y semillas: cuatro a cinco raciones por semana. Las legumbres incluyen frijoles, chícharos y lentejas, que son bajos en grasa y no tienen colesterol. Son una fuente excelente de proteínas vegetales. Las legumbres, nueces y semillas proporcionan diversos nutrientes, incluyendo magnesio y potasio, además de sustancias fitoquímicas y fibra.

Aun cuando las nueces y semillas contienen grasa, la mayoría es monoinsaturada, el tipo de grasa que puede ayudar a proteger de cardiopatía coronaria.

Menús con DASH
Para ayudarlo a iniciar una dieta más saludable, vea los menús y recetas al final del libro, que incorporan el plan de alimentación DASH. Empiezan en la página 157.

¿Consume usted suficientes frutas y verduras?
Si usted es como la mayoría de la gente, no. Sin embargo, consumir ocho a diez raciones diarias es más fácil de lo que puede usted pensar.

Aquí presentamos varias sugerencias para agregar más frutas y verduras en el día:

- Un vaso 100% de jugo de frutas o verduras en el desayuno.
- Agregue al cereal de la mañana moras, frambuesas o rebanadas de plátano.
- Una pequeña ensalada con el almuerzo o la comida
- Agregue jitomate, germen o lechuga a su sandwich
- Sopa de verduras
- Merienda con una fruta o verduras crudas
- Agregue verduras a sus guisos o platillos
- Agregue a la papa cocinada brócoli, col y zanahoria
- Sustituya la carne de la salsa para pasta con espinacas, calabaza o berenjena
- Agregue moras o arándano al yogur o a los postres

Un examen más detallado de tres minerales importantes

La dieta DASH destaca los beneficios de tres minerales –potasio, calcio y magnesio– que son factores claves en el manejo de la presión arterial alta. Este cuadro resume los efectos de los minerales sobre la presión arterial y cuáles alimentos los tienen.

Mineral	Cómo funciona	En dónde se encuentra
Potasio	Equilibra la cantidad de sodio en las células	Muchas frutas y verduras, granos enteros, legumbres, productos lácteos
Calcio	No se ha probado que prevenga la presión arterial alta, pero demasiado poco se ha relacionado con una presión arterial más alta	Productos lácteos, verduras de hojas verdes, pescado con espinas blandas, alimentos enriquecidos con calcio
Magnesio	Demasiado poco se ha relacionado con una presión arterial más alta	Legumbres, verduras de hojas verdes, nueces y semillas, granos enteros

Buenas fuentes de potasio

Estos alimentos tienen cantidades moderadas o muy altas de potasio en cada ración. (Para el tamaño de las raciones, vea el cuadro de la página 70). Usted encontrará que algunos alimentos están más de una vez, según como estén preparados o conservados.

	Frutas	Verduras	Otros
Moderado	Manzana cruda o jugo	Espárragos	
	Cerezas amargas, enlatadas	Flor de brócoli	
		Brócoli	
		Col	
	Jugo de toronja	Zanahorias, crudas o enlatadas	
	Toronja		
	Uvas	Maíz	
	Mandarinas	Berenjena	
	Duraznos enlatados o frescos	Col	
		Lechuga	

	Frutas	Verduras	Otros

	Pera fresca
	Piña enlatada,
	  fresca o jugo
	Ciruelas enlatadas
	Pasas
	Frambuesas
		Verduras mixtas,
		  congeladas
		Perejil
		Chícharos
		Ruibarbo fresco
		  o congelado
		Nabos	

Alto	Chabacanos enteros
	  y desecados
	Plátano
	Cerezas rojas dulces
	Dátiles
	Higos crudos,
	  desecados
	 Guayaba
	Kiwi
	Mango
	Nectarina
	Naranja
	Jugo de naranja
	Jugo de granadilla
	Jugo de ciruela
	Fresas
	Mandarinas
	Sandía
		Alcachofa
		Palmitos
		Frijoles, desecados
		Betabel
		Brócoli
		Col de Bruselas
		Coles, cocinadas
		Kohlrabi, cocinado
		Verduras mixtas,
		  enlatadas
		Hongos
		Chirivías cocinadas
		Papas, en puré,
		  en rebanadas
		  o chips
		Calabacín
		Nabo cocido
		Espinacas
		Calabaza
		Papa dulce, enlatada
		Jitomate, enlatado
		  entero o salsa de
		  espaguetti
		Jugo de jitomate
		Cocktail de jugo de
		  verduras
		Frijoles
		  enlatados
		Calabacín
			Mezclas de cacao,
			  1/4 taza (30 g)
			  en polvo
			Leche 1 taza
			  (250 mL)
			Mantequilla de
			  cacahuate,
			2 cucharaditas
			Yogur 1 taza
			  (250 g)

Muy alto	Melón cantaloupe Bayas	Aguacate Palmitos crudos	Chocolate con leche, 1 taza (250 mL)

Frutas	Verduras	Otros
Papaya	Jugo de zanahoria Chicoria Papa cocinada Papa dulce, cocinada Col suiza hervida Castañas de agua	Sustitutos de la sal con cloruro de potasio, 1/4 cuchta. Papas en chips con sabor (30 g)

¿Qué hay respecto a los suplementos?

Una dieta saludable debe proporcionar potasio, calcio y magnesio en cantidades adecuadas. Obtener estos nutrientes de los alimentos en lugar de suplementos ayuda a asegurar la combinación correcta de nutrientes que sólo los alimentos pueden proporcionar.

Si toma un diurético que hace que su cuerpo pierda potasio, el médico puede recomendarle un suplemento de potasio si la dieta no proporciona lo suficiente.

Los suplementos de calcio y magnesio generalmente no son necesarios para controlar la presión arterial alta.

Las 15 mejores fuentes de calcio

Se recomienda que los adultos consuman entre 1 000 y 1 200 miligramos de calcio al día. Presentamos los alimentos que pueden ayudarlo a llegar a esa cantidad.

	Calcio miligramos
Leche descremada y semi-descremada (1 taza/250 mL)	300
Tofu preparado con calcio, 1/2 taza (125 g)	258
Yogur, 1 taza (250 g)	250
Jugo de naranja, enriquecido con calcio, 1 taza (250 mL)	240
Cereal listo para comer, enriquecido con calcio, 1 taza (45 g)	200
Queso mozzarella semidescremado, 1/4 taza (30 g)	183
Salmón enlatado con espinas (90 g)	181
Coles verdes cocinadas, 1/2 taza (90 g)	179
Queso ricotta semidescremado, 1/4 taza (60 g)	169
Pan enriquecido con calcio, 2 rebanadas	160
Queso cottage bajo en grasa, 1 taza (250 g)	138
Queso parmesano, 2 cucharadas	138
Frijoles cocinados, 1 taza (220 g)	128
Nabos cocinados, 1/2 taza (90 g)	125
Brócoli cocinado, 1 taza (60 g)	94

Fuentes comunes de magnesio

El magnesio se encuentra en una amplia variedad de alimentos y en el agua para beber. Si se consumen regularmente verduras de hojas verdes, granos enteros, legumbres e inclusive pequeñas cantidades de carne, pollo y pescado, se asegura que recibe una cantidad adecuada. Las nueces y semillas son también buenas fuentes de magnesio.

Un nuevo enfoque para las compras

Para comer bien, no tiene usted que cambiar drásticamente la forma en que hace sus compras. Pero algunas estrategias sencillas pueden ayudarlo a hacer las compras más convenientes y seguir el plan de alimentos DASH:

Haga una lista. Decida los alimentos que va a consumir durante la siguiente semana e incluya los ingredientes que necesita en la lista de compras. También piense en lo que necesita para el desayuno y los bocadillos. Al empezar a comer más nutritivamente, anotará más frutas, verduras, panes y cereales en la lista. Los alimentos que había considerado como platillos acompañantes, como pasta, arroz y frijoles, serán también más prominentes en la lista.

Compre productos frescos. Los alimentos frescos generalmente son mejores que los alimentos listos para comer, porque usted puede controlar los ingredientes que se agregan. Además, los alimentos frescos generalmente tienen más sabor y color.

No haga las compras con el estómago vacío. Si usted hace las compras cuando tiene hambre, puede estar tentado a comprar alimentos que no necesita, y éstos a menudo son ricos en grasa, calorías y sodio.

Lea las etiquetas. Tome el tiempo suficiente para leer las etiquetas de los alimentos. Pueden ayudarle a comparar alimentos similares y seleccionar los que son más nutritivos.

Cómo usar las etiquetas de los alimentos

A partir de mayo de 1994, los alimentos empacados que se venden en Estados Unidos llevan una etiqueta de información nutricional. La información nutricional es un método para verificar rápidamente si los alimentos encajan en su plan de alimentación.

Cada etiqueta contiene información referente a:

Tamaño de la porción. Vea el tamaño de la porción y las porciones por unidad. Vea si el tamaño de la porción es similar a la cantidad que usted consume. Si consume más, entonces la cantidad de calorías y nutrientes que recibe de ese producto será mayor. Si consume menos, la cantidad será menor.

Calorías derivadas de la grasa. Use esta información para comparar los productos y para agregar la cantidad de grasa que usted consume. Limite la grasa a unos 65 gramos al día. Esta cantidad mantiene la grasa en el nivel recomendado –menos de 30 por ciento de las calorías diarias, basada en una dieta de 2 000 calorías (8 400 kilojoules).

Información nutricional
Tamaño de la porción 1/2 taza (114 g)
Porciones por envase 4

Cantidad por porción	
Calorías 90	Calorías de la grasa 30

	Porcentaje del Valor Diario*
Grasa total 3 g	5%
Grasa saturada 0 g	0%
Colesterol 0 mg	0%
Sodio 300 mg	13%
Total de carbohidratos 13 g	4%
Fibra dietética 3 g	12%
Azúcares 3 g	
Proteínas 3 g	

Vitamina A	80%	Vitamina C	60%
Calcio	4%	Hierro	4%

*El Porcentaje del Valor Diario se basa en una dieta de 2 000 calorías. Sus valores diarios pueden ser mayores o menores dependiendo de sus necesidades calóricas:

	Calorías	2,000	2,500
Grasa total	Menos de	65 g	80 g
Grasa saturada	Menos de	20 g	25 g
Colesterol	Menos de	300 g	300 g
Sodio	Menos de	2,400 mg	2,400 mg
Total de Carbohidratos		300 g	375 g
Fibra		25 g	30 g

Calorías por gramo:

Grasa 9	Carbohidratos 4	Proteínas 4

Valores diarios. Estos valores representan las cantidades de nutrientes y fibra deseables en dietas de 2 000 y 2 500 calorías (8 400 y 10 500 kilojoules). El porcentaje del Valor Diario le dice qué tanto de la cantidad diaria recomendada contiene una porción, basada en 2 000 calorías (8 400 kilojoules).

Para la grasa, grasa saturada, colesterol y sodio, seleccione alimentos con un porcentaje bajo del Valor Diario. Para los carbohidratos totales, fibra, vitaminas y minerales, trate de alcanzar o exceder de 100 por ciento de cada uno.

Existencias en su cocina

Usted tiene más probabilidad de preparar alimentos saludables si tiene todo lo que necesita al alcance de la mano. No requiere alimentos inusuales o difíciles de encontrar para comer bien. Puede encontrar todo lo que necesita en un supermercado bien surtido.

Presentamos algunos ejemplos de buenos alimentos para adquirir cuando va de compras:

Productos lácteos
Leche descremada o
  semidescremada
Queso cottage o ricotta bajo en grasa
  o reducido en grasa
Quesos reducidos en grasa
Crema reducida en grasa o
  sin grasa
Margarina en barra o para untar

Granos
Pan, *baguets*, pan de pita
Tortillas de harina bajas en grasa
Cereal entero, desecado o cocinado
Arroz, pardo o blanco
Pasta, tallarines y espaguetti

Frutas
Variedades frescas
Frutas frescas de la estación
Frutas enlatadas en jugo o agua
Frutas congeladas sin azúcar
agregada
Fruta seca

Verduras
Variedades frescas
Verduras frescss de la estación
Verduras congeladas sin
  mantequilla o salsa agregada
Productos de jitomate enlatados
  bajos en sodio
Verduras enlatadas o sopas de
  verduras bajas en sodio

Legumbres (sin sal agregada)
Lentejas
Frijoles negros
Frijoles rojos
Alubias
Chícharos, garbanzo

Carnes
Carne blanca, pollo y pavo sin la
piel
Pescado (no empanizado)
Filete de puerco
Carne de res extra magra
Cortes de solomillo de res

Productos para cocinar
Imitación de mantequilla
Spray para cocinar
Leche evaporada enlatada,
  descremada o semidescremada
Polvo de cacao, no endulzado
Mezcla para pasteles

Condimentos, sazonadores y para untar
Aderezos para ensaladas bajos en
  grasa o sin grasa
Hierbas
Especias
Vinagres con sabor
Salsa o salsa picante

Técnicas para cocinar saludablemente

Como un alimento delicioso, la nutrición es el resultado de buenos ingredientes que usted selecciona y prepara cuidadosamente. No hay nada inusual o complicado en las técnicas de la cocina para comer bien. La parte difícil es a menudo dejar los hábitos que se han arraigado en su rutina de cocina.

Para manejar la presión arterial alta y mejorar la salud, trate de cocinar con menos sal y con poco o nada de aceite y otras grasas.

Aquí presentamos algunos consejos para empezar:

- Para aumentar el sabor del alimento sin agregar sal o grasa, use cebolla, hierbas, especias, pimientos frescos, ajo fresco, jengibre fresco, limones frescos, vinagres con sabores, jerez y otros vinos, y salsa de soya baja en sodio
- Aderece las verduras con hierbas de sabores, especias o polvos con sabor de mantequilla, en lugar de sal o mantequilla
- Disminuya la cantidad de carne en las cacerolas una tercera parte y agregue más vegetales, arroz o pasta
- En las recetas, sustituya los productos lácteos ricos en grasa por los bajos en grasa como el queso crema y la crema agria bajos en grasa
- Reemplace todo o parte del azúcar de las recetas, use canela, nuez, vainilla y fruta. Aumentan el sabor dulce
- Invierta en utensilios de cocina de teflón para saltear o dorar el alimento sin agregar grasa. Si usted agrega normalmente una cucharada de aceite vegetal a una cazuela, puede ahorrar 120 calorías (504 kilojulios) y 14 gramos de grasa usando cazuelas en que no se pega la comida. O use spray de aceite vegetal para cocinar. Sólo añade un gramo de grasa y pocas calorías.
- Saltee las cebollas, los hongos o el apio en una pequeña cantidad de vino, caldo bajo en sodio o agua en lugar de mantequilla o aceite
- Puede asar a la parrilla, hornear, pasar por agua o rostizar sus alimentos en lugar de freírlos siempre
- Cocine el pescado envuelto en aluminio. Esto sella el sabor y los jugos

Verifique nuestras recetas saludables en Mayo Clinic Health Oasis

Visite nuestro sitio en la Red www.mayohealth.org para buscar recetas sabrosas bajas en grasa y sodio y ricas en nutrientes. Puede usted encontrar las recetas en Nutrition Center.

Comer bien fuera de casa

Comer más saludablemente no lo confina a comer en casa. Usted puede comer nutritivamente fuera de casa también. De hecho, comer fuera puede ser una gran oportunidad para disfrutar de una variedad de alimentos nutritivos, sin tener que prepararlos.

Muchos restaurantes proporcionan selecciones de alimentos saludables. Algunos restaurantes inclusive reservan una sección especial de su menú para ellos. En los restaurantes que no los tienen, tenga presente que muchos atienden peticiones especiales para preparar un alimento con menos grasa y sodio.

Si la entrada es mayor de lo que usted desea, pregunte si pueden servirle una porción más pequeña. También puede solicitar que le pongan parte de la comida en una bolsa para llevar y comerlo a día siguiente. Podría seleccionar un aperitivo como entrada o repartir la comida con su acompañante.

Qué ordenar

Seguir estas sugerencias le ayuda a mantener un plan de alimentación cuando comer fuera de casa:

Aperitivo. Seleccione aperitivos con verduras, frutas o pescado, como verduras picadas crudas, compota de frutas frescas o cocktail de camarones (usar jugo de limón en lugar de la salsa del cocktail).

Sopa. El caldo o las sopas de jitomate a menudo tienen mucho sodio. Las sopas cremas, sopas de mariscos, purés y algunas sopas de frutas contienen mucha crema y yema de huevo. Es mejor evitar la sopa y escoger fruta o ensalada.

Ensalada. Ordene ensaladas de lechuga o espinacas con aderezos a un lado. La ensalada César y la ensalada griega son ricas en grasa, colesterol y sodio. La ensalada del chef es también alta en grasa, colesterol y calorías por la cantidad de queso, huevo y carne que contiene. Las ensaladas para taco no son una buena elección porque contienen productos altos en grasa como queso, guacamole, carne molida y tostadas.

Pan. Si le ofrecen una canasta de pan, escoja panes, palitos o panes tostados. Tómelos solos o con un poco de miel, mermelada o jalea. Estos aderezos bajos en grasa contribuyen pocas calorías cuando se usan poco. Los molletes, pan tostado de ajo o los cuernitos tienen más grasa. Las galletas pueden ser altas en sodio.

Acompañando al platillo. Seleccione una papa al horno, papas hervidas, verduras al vapor, arroz o frutas frescas en lugar de papas fritas, aros de cebollas o ensaladas de mayonesa, como la ensalada de papas. Pida que no usen mantequilla o margarina para preparar las verduras o el arroz.

Entrada. Busque entradas con un contenido bajo en grasa, como parrilla londinense, pollo a la parrilla, pescado cocinado con limón o trocitos de carne de res al horno.

Evite productos con un alto contenido en grasa, como costilla de res, ternera empanizada, camarones estofados, pollo frito o filete mignon con salsa bearnesa.

Cuando prefiera pasta, seleccione pasta con salsas rojas o almejas. No pida la pasta con carne o queso o con salsas blancas que contienen tocino, mantequilla, crema o huevo.

Postre.   Seleccione fruta fresca, fruta cocida con especias, pastel simple con puré de fruta o sorbete.

Alcohol.   El alcohol es alto en grasa y calorías. El alcohol en exceso puede aumentar su presión arterial. Si usted toma alcohol, limite la cantidad a una bebida al día si es mujer u hombre de talla pequeña y dos bebidas si es de talla promedio o grande. La relación del alcohol con la presión arterial alta se discute más en el capítulo 8 (página 102).

Comer en restaurantes típicos

No tiene que limitarse a la cocina convencional cuando come fuera. También puede comer una comida saludable en restaurantes étnicos.

Igual que con los alimentos americanos, el problema es el exceso de grasa y sodio. Algunas veces la grasa o el sodio es inherente al estilo culinario del país. Otras veces los platillos típicos simplemente tienen más grasa o sodio en su tradición americana. Aquí presentamos lo que debe saber cuando come estas cocinas populares:

China.   La base de la comida china son los ingredientes bajos en grasa como verduras y granos. Para mantener estas ventajas, evite platillos fritos y raciones extragrandes. Seleccione alimentos cocinados al vapor o que tengan las palabras *jum* (pasados por agua), *chu* (hervidos), *kow* (rostizados) o *shu* (en barbacoa).

Evite alimentos fritos como aperitivos wonton o rollos primavera. Además, seleccione entradas que contengan pollo o mariscos y pescado. O, mejor todavía, ordene un alimento vegetariano.

Muchos alimentos chinos están hechos con salsas saladas, como salsa de soya, con ingredientes salados que aumentan el sabor, como glutamato monosódico (GMS). Pida que la salsa la pongan a un lado o que cocinen la comida sin salsa de soya o GMS.

Italiana.   El fundamento de muchos platillos es pasta baja en grasa. La clave es no cubrirla con salsas grasas. Seleccione pasta con salsas rojas o de almejas. Las salsas de jitomate ayudan también a alcanzar los requerimientos diarios de verduras. Busque pescado y pollo preparado sencillamente. Buenas selecciones incluyen pollo al vino, pescado a la parrilla o camarones "a la marinera".

Evite alimentos con salsas de crema, como fettucini Alfredo, o con mucho queso como lasagna. Evite también alimentos con tocino italiano y jamón ricos en sal. Si le gusta la pizza, pida que la preparen con menos queso y carne, y más verduras.

Mexicana. Muchos restaurantes mexicanos –especialmente en la frontera norte– tienen alimentos altos en grasa. Pero puede comer saludablemente en un restaurante mexicano si escoge bien.

Seleccione alimentos que no contengan muchos añadidos, como queso, crema o guacamole. También seleccione alimentos no fritos. Sus mejores selecciones incluyen fajitas, burritos o tacos blandos. Las fajitas son una selección especialmente buena porque las hace usted mismo. En lugar de guacamole y crema, pida más verduras y salsa; la salsa no tiene grasa y contiene jitomate y pimientos nutritivos.

Pida frijoles negros en lugar de frijoles refritos. Los frijoles negros tienen menos grasa. Si puede, pida arroz solo. El arroz mexicano puede contener algunas veces una alta cantidad de sodio. En lugar de bocadillos con tostadas fritas y salsa antes comer, pida tortillas simples para mojar en la salsa.

Japonesa. Los platillos japoneses contienen sobre todo pescado, arroz y verduras, alimentos altos en nutrientes. Sin embargo, el alimento japonés tiende también a ser sumamente salado. Para limitar el sodio, no tome alimentos que contengan soya y otras salsas saladas. Si no está seguro cómo está preparado, pregunte.

Nueva Americana. Estos restaurantes a menudo ofrecen cocina mediterránea, de la Costa del Pacífico o del suroeste americano, que generalmente tienen una variedad de selecciones saludables.

Los mariscos y pescado son platillos comunes. Pida que se preparen a la parrilla con limón y hierbas, que le dan sabor. Los alimentos preparados al vapor son también una buena elección. La carne se asa rápidamente en fuego muy alto, sellando los jugos y reduciendo la necesidad de grasa o salsas. Los alimentos con hierbas tienen también mucho sabor y contienen menos grasa y sal.

Colocar todo en perspectiva

Si todas las sugerencias de este capítulo para comer bien parecen excesivas, recuerde que comer bien no es algo de todo o nada. No todos los alimentos que consume necesitan ser una excelente fuente de nutrientes o fibra. También se pueden comer ocasionalmente alimentos altos en grasa o sal. Pero trate de consumir alimentos que favorezcan su salud más a menudo que los alimentos que no la favorecen. Con el tiempo, este enfoque para comer bien se convertirá en un hábito, y los buenos hábitos pueden ser tan difíciles de dejar como los malos.

Resumen

Puntos claves para recordar de este capítulo:

- Una dieta saludable puede disminuir la presión arterial tanto como algunas medicinas.
- La dieta DASH puede ayudar a disminuir la presión arterial promoviendo cantidades generosas de granos enteros, frutas, verduras y productos lácteos bajos en grasa. La dieta es baja en grasa y rica en potasio, calcio y magnesio, nutrientes asociados a una presión arterial menor.
- Es más fácil comer bien cuando usted planea sus comidas, lea las etiquetas de los alimentos y compre los ingredientes saludables.
- Cuando cocine, use menos sal y poca o nada de grasa o aceite. Busque otras formas de aumentar el sabor de su comida.
- Cuando coma fuera, busque platillos bajos en grasa y sodio, y no tema hacer pedidos especiales.

Capítulo 7

Disminuir la sal

De todos los aspectos relacionados con la presión arterial alta, ninguno es más controvertido que la sal, más específicamente, el sodio de la sal. Desde la década de 1970, las organizaciones de la salud han recomendado a los estadounidenses –especialmente los que tienen la presión arterial alta– que limiten el consumo de sodio. La recomendación deriva de estudios que muestran que una reducción en el sodio puede disminuir la presión arterial si usted es "sensible al sodio".

Pero ¿si no es sensible al sodio? ¿cómo debe interpretar los estudios más recientes que sugieren que el peso y otros aspectos de las dietas pueden ser más importantes que limitar el sodio?

En este capítulo, le proporcionamos información sobre la relación entre el sodio y la presión arterial. Aprenderá la forma en que el sodio puede afectar la presión arterial y por qué si lo controla se puede ayudar a manejar la presión arterial alta. Le diremos por qué evitar el exceso de sodio es razonable y seguro para todos.

Papel del sodio

El sodio es un mineral esencial. Su papel principal es ayudar a mantener el equilibrio adecuado de los líquidos del cuerpo. También ayuda a transmitir los impulsos nerviosos que influyen sobre la contracción y relajación de los músculos.

Usted obtiene el sodio de los alimentos que consume. Muchos alimentos contienen naturalmente algo de sodio. Sin embargo, la mayoría del sodio viene de los compuestos de sodio agregados a los alimentos durante el procesamiento comercial y la preparación del alimento en casa (vea "Aditivos de los alimentos basados en sodio"). La sal (cloruro de sodio) es la fuente más común del sodio. Está compuesta por 40 por ciento de sodio y 60 por ciento de cloruro.

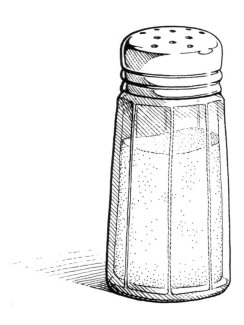

Fuentes de sodio
1% agua para beber
11% sal de mesa/cocinar
11% inherente al alimento en forma natural
77% alimentos procesados

Usted necesita un mínimo de 500 miligramos (mg) de sodio al día. Esto es un poco más de 1/4 de cucharadita de sal. Sin embargo, la mayoría de estadounidenses consume de 3 000 a 4 000 mg de sodio al día.

Sus riñones regulan la cantidad de sodio del cuerpo. Cuando los niveles de sodio son bajos, conservan sodio. Cuando los niveles son altos, excretan el exceso en la orina.

Algunas veces, sin embargo, los riñones no pueden eliminar suficiente sodio. El sodio extra empieza a acumularse en la sangre, y debido a que el sodio atrae y conserva agua, el volumen sanguíneo aumenta. El corazón tiene que trabajar más para movilizar el volumen de sangre aumentado a través de los vasos sanguíneos, aumentando la presión sobre las arterias. Las enfermedades del corazón, riñón, hígado y pulmón pueden conducir a una incapacidad para regular el sodio. Además, algunas personas son simplemente más sensibles a la presencia de niveles elevados de sodio en la sangre.

Sensibilidad al sodio

La forma en que la gente reacciona al sodio varía. Algunas personas –tanto adultos sanos como personas con presión arterial alta– pueden consumir tanto sodio como quieran y no tiene ningún efecto sobre su presión arterial.

En otras, demasiado sodio conduce rápidamente a un aumento de la presión arterial, precipitando a menudo el desarrollo de presión arterial alta. Este trastorno es llamado sensibilidad al sodio o a la sal.

Aditivos de alimentos basados en sodio

Estos compuestos de sodio se agregan frecuentemente al alimento durante el procesamiento y al cocinarlos.

Sal (cloruro de sodio)
Utilizada para cocinar y en la mesa; se utiliza en el enlatado y conservación.

Glutamato monosódico (GMS)
Incrementa el sabor y se utiliza al cocinar en la casa y en el restaurante, y en muchos alimentos empacados, enlatados y congelados.

Bicarbonato de sodio
Utilizado algunas veces para fermentar panes y pasteles; algunas veces se agrega a vegetales al cocinarlos; se usa como alcalino para la indigestión.

Levadura en polvo
Mezcla de bicarbonato de sodio, almidón y un ácido utilizado para fermentar rápidamente panes y pasteles.

Fosfato disódico
Se encuentra en algunos cereales que se cocinan rápidamente y en quesos procesados.

Alginato de sodio
Se encuentra en chocolates en leche y helados para obtener una mezcla uniforme.

Benzoato de sodio
Se utiliza como conservador en muchos condimentos como salsas y aderezos para ensaladas.

Hidróxido de sodio
Se utiliza en el procesamiento de alimentos para ablandar y aflojar la cáscara de las aceitunas maduras y ciertas frutas y vegetales.

Nitrato de sodio
Utilizado en carnes curadas y salsas.

Propionato de sodio
Se utiliza en quesos pasteurizados y en algunos panes y pasteles para inhibir el crecimiento de hongos.

Sulfito de sodio
Se utiliza para blanquear ciertas frutas como cerezas y frutas glaseadas o cristalizadas que se colorean artificialmente; utilizado como conservador en algunas frutas desecadas, como ciruelas.

Sodio y presión arterial, Asociación Americana del Corazón, 1996. Con autorización.

Aproximadamente 40 por ciento de la gente con presión arterial es sensible al sodio. El trastorno es más frecuente en negros de ascendencia afroamericana y en adultos de 65 años o más. Además, la gente con diabetes tiende a ser más sensible a los niveles elevados de sodio. No se sabe exactamente qué es lo que causa la sensibilidad al sodio. La genética puede desempeñar un papel en algunos casos, especialmente en los negros.

No hay una forma fácil de decir si usted es sensible al sodio además de limitar su consumo de sodio y ver si baja su presión arterial. Las pruebas médicas pueden detectar su respuestas variando los niveles de sodio, pero la prueba no es práctica ni necesaria.

Si es sensible al sodio, siguiendo una dieta baja en sodio tendrá probablemente una reducción notoria de la presión arterial. Si tiene presión arterial alta, el médico puede recomendarle un diurético que elimine el exceso de líquido del cuerpo. Inclusive si toma un diurético necesita evitar demasiado sodio. Si no, la medicina puede hacer que pierda cantidades excesivas de otros minerales esenciales, como potasio y magnesio.

Recomendación actual

El Programa Nacional de Educación de la Presión Arterial Alta, patrocinado por los Institutos Nacionales de Salud, recomienda que limiten el sodio a 2 400 mg al día. Esto equivale aproximadamente a una cucharadita de sal.

Muchos profesionales y organizaciones de la salud, incluyendo médicos de la división de Hipertensión de la Clínica Mayo, apoyan esta recomendación. Por eso:

- Si usted tiene presión arterial alta y es sensible al sodio, si reduce el sodio puede disminuir la presión arterial. Limitando el sodio en combinación con otros cambios del estilo de vida, como seguir una dieta saludable y aumentar el nivel de actividad, puede ser suficiente para que no tenga que tomar medicinas para controlar la presión arterial.
- Si toma medicinas para la presión arterial, limitando el sodio puede ayudar a aumentar la eficacia de las mismas.
- Si tiene riesgo de presión arterial alta, limitando el sodio en combinación con otros cambios del estilo de vida puede ayudar a prevenir el desarrollo de enfermedad.
- Si es sano, limitar el sodio como parte de una dieta saludable es seguro y razonable. Además, puede evitar el riesgo de la enfermedad al avanzar la edad, cuando la presión arterial alta es más prevalente y la sensibilidad al sodio a menudo aumenta.

Aunque no se ha comprobado que reducir el sodio disminuye el riesgo de presión arterial alta, los estudios de población muestran que la gente que reduce su consumo disminuye la presión arterial. También hay menos muertes por ataques cardíacos y accidentes vasculares cerebrales. Esto sugiere que la persona promedio –especialmente la que tiene antecedentes familiares de presión arterial alta– puede beneficiarse disminuyendo el sodio.

La controversia

A partir de la recomendación hecha hace 30 años de que todos los estadounidenses limiten el sodio, ha sido una fuente de controversia sobre todo porque los datos relacionados con el sodio y la presión arterial alta no son claros y pueden ser interpretados en forma diferente. Además, los resultados de estudios más recientes no han ayudado a terminar el debate.

Tres aspectos están fomentando la controversia:

- Los estudios muestran que cuando algunas personas con presión arterial normal disminuyen el sodio, la presión arterial disminuye muy poco, si es que lo hace.
- Estudios recientes sugieren que bajar de peso y seguir una dieta que incluye granos, frutas, vegetales, productos lácteos bajos en grasa y niveles moderados de sodio puede ser más importante para el manejo de la presión arterial que limitar el sodio únicamente.
- Un estudio publicado en 1998 en la revista médica *The Lancet* encontró que la gente que come muy poco sodio tuvo más ataques cardíacos años después que la gente que consumió más sodio. Por lo menos otro estudio anterior llegó también a una conclusión similar.

Los Oficiales del Programa Nacional de Educación de la Presión Arterial Alta continúan monitorizando toda la información científica referente al sodio y la presión arterial. Su posición es que la mayoría de la evidencia sugiere que evitar el sodio es razonable y seguro. También creen que para la gente que es sensible al sodio, el control del sodio es tan importante como otros factores del estilo de vida, incluyendo dietas nutritivas y la reducción de peso. Además, aun cuando la restricción de sodio puede beneficiar mínimamente a algunas personas, para la nación en forma global puede tener un impacto importante en la prevención de enfermedad futura para la reducción de accidentes vasculares cerebrales y ataques cardíacos relacionados con la presión arterial alta.

Qué debe hacer

Si su médico o dietista ha sugerido que debe disminuir el sodio para bajar la presión arterial, debe seguir su recomendación. Inclusive si no le ha dicho que disminuya el sodio, debería tratar de limitar la cantidad que consume cada día.

Hay varias formas de disminuir el sodio en su dieta:

Consuma más alimentos frescos y menos alimentos procesados. Los alimentos frescos generalmente tienen menos sodio que los procesados. La mayoría de vegetales frescos es naturalmente baja en sodio. Los vegetales y jugos de vegetales enlatados, como el jugo de jitomate, generalmente tienen sal agregada. Las frutas generalmente son bajas en sodio, sean frescas, congeladas o enlatadas.

La carne fresca es más baja en sodio que los embutidos, tocino, hot dogs, salchichas y jamón. Todos estos alimentos tienen sodio añadido para dar sabor y ayudar a preservarlos.

Las sopas, comidas congeladas y otros alimentos rápidos se les agrega sal cuando se preparan. Las botanas, como papas fritas, palomitas de maíz, galletas y nueces, a menudo tienen una gran cantidad de sal agregada. Es mejor comerlas sólo de vez en cuando.

Busque productos bajos en sodio. Algunos alimentos procesados altos en sodio son también preparados en versiones bajas en sodio. Éstos incluyen sopas, caldos, vegetales y jugos de vegetales enlatados, carnes magras procesadas, catsup y salsa de soya.

El que un alimento sea bajo en grasa o calorías no significa que sea bajo en sodio. Algunas veces se agrega sodio a los productos bajos en grasa para aumentar su sabor.

Lea las etiquetas. La etiqueta de información nutricional señala la cantidad de sodio de cada porción. También enumera los compuestos que contienen sal o sodio como ingredientes. Si el sodio es uno de los primeros tres ingredientes

Reentrenar la papilas del sabor

Una dieta baja en sodio puede saber diferente unas cuantas semanas, pero las papilas del sabor eventualmente se adaptan a su cambio en la dieta. El gusto por la sal no es algo con que se nace, es algo que se adquiere. Igual que enseña a sus papilas del sabor a disfrutar la sal, puede enseñarlas a apreciar alimentos menos salados.

Al usar menos sal, su preferencia por la sal disminuye, permitiéndole disfrutar el gusto del alimento en sí. La mayoría de la gente encuentra que después de unas cuantas semanas de limitar el sodio ya no extrañan la sal.

Condiméntelo

Es fácil hacer que el alimento tenga un buen sabor sin usar sal. Le proporcionamos algunas sugerencias de hierbas, especias y sabores que puede utilizar para incrementar el sabor de ciertos alimentos.

Carne, pollo, pescado

Res	Laurel, mostaza, mejorana, nuez moscada, cebolla, pimienta, salvia, tomillo
Pollo	Eneldo, jengibre, orégano, pimienta, perejil, albahaca, salvia, estragón, tomillo
Pescado	Laurel, polvo de curry, mostaza, jugo de limón, pimienta
Cordero	Frambuesa, polvo de curry, ajo, albahaca
Cerdo	Frambuesa, ajo, cebolla, orégano, pimienta, salvia
Ternera	Laurel, polvo de curry, jengibre, orégano

Verduras

Brócoli	Jugo de limón, orégano
Zanahorias	Canela, clavo, nuez moscada, albahaca, salvia
Coliflor	Nuez moscada, estragón
Maíz	Cebollinas, comino, pimienta verde, pimienta, perejil, jitomate fresco
Ejotes	Eneldo, aderezo francés sin sal, jugo de limón, nuez moscada, estragón
Chícharos	Menta, cebolla, perejil
Papas	Eneldo, ajo, pimienta verde, cebolla, perejil, salvia
Jitomate	Albahaca, eneldo, cebolla, orégano, perejil, salvia

Sopas bajas en sodio

Cremas	Laurel, eneldo, pimentón, estragón
Vegetales	Albahaca, laurel, curry, eneldo, ajo, cebolla, orégano

Otros

Queso cottage	Semillas de alcaravea, pimienta, cebollitas, eneldo
Palomitas de maíz	Curry, ajo en polvo, cebolla en polvo
Arroz	Albahaca, comino, curry, pimiento verde, orégano
Ensaladas	Albahaca, eneldo, jugo de limón, perejil, vinagre

enumerados, el producto es alto en sodio. También busque otras fuentes de sodio, como glutamato monosódico (GMS), bicarbonato de sodio o levadura en polvo.

Algunas medicinas que se pueden obtener sin receta contienen también grandes cantidades de sodio. Incluyen algunos antiácidos alcalinos, laxantes y medicinas para la tos. Si usa usted un producto de éstos frecuentemente, verifique la etiqueta o pida al farmacéutico buscar el contenido de sodio. Trate de comprar marcas de estos productos que no contengan sodio. Si no es posible, hable con su médico respecto a otras posibles medicinas que contengan menos sodio.

No agregue sal al alimento al cocinar. En lugar de sal use especias, hierbas, pimienta, limón fresco, cebolla, ajo fresco, jerez y otros vinos para agregar sabor a su alimento. Verifique la etiqueta de las especias para asegurarse que no contienen sodio.

No agregue sal en la mesa. Si usted cree que sus alimentos necesitan más sabor, intente otro sazonador, como limón, pimienta o mezcla de hierbas sin sodio.

Limite el uso de condimentos. Los aderezos para ensaladas, salsas, dips, catsup, mostaza y condimentos todos contienen sodio. Al

---

Qué significan las descripciones del sodio

Usted encontrará descripciones relacionadas con el sodio en muchos alimentos. Esto es lo que significan:

Sin sodio. Cada porción contiene menos de 5 miligramos (mg) de sodio.

Muy bajos en sodio. Cada porción contiene 35 mg de sodio o menos.

Bajos en sodio. Cada porción contiene 140 mg de sodio o menos.

Ligeros en sodio. El contenido de sodio se ha reducido por lo menos 50 por ciento.

Reducidos en sodio. El producto contiene por lo menos 25 por ciento menos de sodio que el original.

Sin sal o sin sal agregada. No se ha agregado sal durante el procesamiento de un alimento que normalmente contiene sal. Sin embargo, algunos alimentos que lo indican pueden ser todavía altos en sodio.

Como regla general, las dietistas de la Clínica Mayo sugieren que planee la mayoría de sus comidas con alimentos que no contienen más de 200 mg de sodio en una porción. Para los platillos principales, busque los que no exceden 600 mg por comida.

usar menos sal, puede usted estar tentado a utilizar más condimentos. Los pepinillos y las aceitunas contienen una cantidad muy elevada de sodio.

Enjuague los alimentos enlatados. Enjuagar los vegetales y carnes enlatados ayuda a remover algo del sodio. Pero no se confíe en esto como forma de reducir el sodio. El enjuagarlos sólo remueve aproximadamente una tercera parte del sodio. Es mejor comprar versiones frescas o bajas en sodio.

Su guía del sodio

La dieta DASH discutida en el capítulo anterior describe los alimentos y el número de porciones que debe consumir para reducir su presión arterial. La guía siguiente tiene el objeto de complementar la dieta DASH. Enumera los alimentos bajos en sodio que pueden consumirse más frecuentemente y los alimentos altos en sodio que debe evitar o consumir sólo ocasionalmente.

Si usted está tratando de bajar de peso, un dietista puede adaptar las guías a sus requerimientos específicos de calorías.

Carne y sustitutos de carne

Comer:
- Res, cerdo, cordero, ternera, pollo fresco y congelado
- Pescado, camarones, ostiones y almejas frescas o congeladas (no empanizadas ni empacadas en salmuera o sal)
- Queso reducido en sodio o sin sal
- Queso cottage, requesón seco o bajo en sodio
- Huevos
- Mantequilla de cacahuate sin agregar sal, o nueces sin sal
- Atún enlatado u otros alimentos del mar sin sal agregada
- Comidas congeladas y para microondas con menos de 600 miligramos (mg) de sodio por comida

Limitar (2 o 3 veces por semana):
- Queso cottage regular y queso natural levemente añejado (como brick, Monterey, cheddar ligero)
- Mantequilla de cacahuate regular o cacahuates con sal
- Atún enlatado y otros alimentos del mar empacados con 50 a 60 por ciento menos de sal que lo habitual
- Carnes y quesos procesados reducidos en sodio
- Langosta y cangrejo

Evitar:
- Carne, pescado o pollo curado con sal, enlatado con sal o ahumado (como tocino, res, salchichas, jamón)

- Quesos procesados y quesos para untar
- Arenques huevos y carnes en escabeche
- Nueces saladas
- Comidas congeladas y para microondas con más de 600 mg de sodio por comida

Grasas y aceites

Usar:
- Aceite, margarina o mantequilla
- Aderezos para ensaladas bajos en sodio
- Manteca vegetal, mayonesa y salsa sin sal
- Queso crema, crema amarga

Evitar:
- Aderezos para ensaladas, salsas para la carne y salsas con más de 180 mg de sodio por porción

Leche

Usar:
- Leche (descremada, semidescremada, reducida en grasa o entera) y yogur

Limitar (2 a 3 veces por semana):
- Suero de leche comercialmente cultivado
- Mezclas instantáneas con más de 200 mg de sodio por porción

Granos y almidones

Usar:
- Granos con menos de 180 mg de sodio por porción (como pan, cuadritos de pan tostado, bollos ingleses, cereales)
- Panes rápidos como panqués, o bizcochos hechos con recetas caseras
- Molletes simples
- Galletas sin sal encima, galletas graham o pan tostado
- Papas, arroz o pasta
- Palomitas de maíz sin sal, pretzels o botanas sin sal
- Sopas enlatadas y caldo bajas en sodio

Evitar:
- Granos con más de 180 mg de sodio por porción

- Panes rápidos como panqués y bizcochos hechos con mezclas comerciales
- Palomitas de maíz saladas
- Sopas regulares enlatadas, mezclas de sopas desecadas, caldos y cubitos de caldo
- Alimentos comercialmente enlatados y congelados (a menos que se etiqueten como bajos en sodio)
- Masa comercialmente preparada

Verduras

Usar:
- Verduras frescas congeladas, sin sal o enlatadas sin sal agregada
- Jugo de jitomate sin sal agregada y cocktail de jugo de verduras, productos de jitomate enlatados sin sal agregada

Evitar:
- Productos de jitomate enlatados salados
- Verduras comercialmente enlatadas y congeladas con sal agregada
- Jugo de jitomate salado y cocktail de jugo de verduras
- Col y verduras con pepinillos

Frutas:

Usar:
- Fruta fresca, congelada y enlatada

Evitar:
- Frutas desecadas con un compuesto de sodio

Postres y dulces

Usar:
- Postres hechos en casa, budín cocinado y mezclas con menos de 200 mg de sodio por porción
- Fruta fresca, gelatina, helado de frutas, sorbete, pastel simple, merengue, helado y yogur congelado
- Mermelada, jalea, miel
- Caramelos, frijolitos de dulce

Evitar:
- Mezclas en cajas (como pasteles, molletes, bizcochos) con más de 200 mg de sodio por porción
- Postres y dulces preparados con nueces saladas

- Masa refrigerada y pasteles comerciales
- Budín instantáneo y mezclas de rellenos de tarta, tartas de crema o fruta

Bebidas

Usar:
- Agua
- Jugos de frutas o bebidas de frutas, limonada
- Café descafeinado y regular, té

Limitar (1 a dos porciones al día):
- Cacao (hecho con cacao en polvo)
- Bebidas carbonatadas endulzadas o sin azúcar

Agua

- El contenido de sodio varía con el agua local. El agua químicamente ablandada contiene sodio agregado. Discutir el uso de agua blanda con un dietista

Evitar:
- Cocktail de mezclas de bebidas, mezclas instantáneas de bebidas como cacao instantáneo, bebidas comerciales deportivas

Nota: Seleccionar bebidas con menos de 70 mg de sodio por porción

Sazonadores y condimentos

Usar:
- Hierbas, especias y mezclas de hierbas/especias sin sal
- Ajo molido, cebolla y pimienta molida
- Cubitos o gránulos de caldo sin sal
- Catsup sin sal, mostaza y salsa de barbacoa
- Jugo de limón, extractos, sabores y vinagre
- Rábano preparado
- Vino de mesa (no vino para cocinar)

Limitar (1 o 2 veces por semana):
- Catsup regular o mostaza, 1 cucharada
- Salsas de carne y barbacoa embotelladas, 1 cucharada
- Salsa comercial, 1-2 cucharadas

Evitar:
- Productos con "sal ligera", sal de sazonar y mezclas (como sal de apio, de ajo, de cebolla)
- Ablandador de carne
- Aceitunas y pepinillos
- Salsa de soya, salsa de teriyaki y glutamato monosódico (GMS)
- Vino para cocinar

Sustitutos de sal

Antes de probar un sustituto de sal, verifique con el médico.

Algunos sustitutos de sal o sal "ligera" contienen una mezcla de cloruro de sodio (sal) y otros compuestos. Para lograr el sabor salado familiar, puede usted acabar usando más sustituto de sal que sal regular, y el resultado es que no reduce el consumo de sal.

Además, el cloruro de potasio es un ingrediente común en los sustitutos de sal. Demasiado potasio puede ser perjudicial si usted tiene problemas renales o si está tomando ciertas medicinas para presión arterial alta o insuficiencia cardíaca. Los diuréticos retenedores de potasio pueden hacer que los riñones retengan potasio. Si usted toma un diurético retenedor de potasio y usa un sustituto de sal que contiene potasio, se puede acumular demasiado potasio en el cuerpo. Los posibles efectos secundarios incluyen alteraciones del ritmo cardíaco que pueden poner en peligro la vida.

Resumen

Puntos claves para recordar de este capítulo:

- El sodio aumenta significativamente la presión arterial en personas que son sensibles.
- Aproximadamente 40 por ciento de las personas con presión arterial alta es sensible al sodio. Usted tiene mayor probabilidad de ser sensible al sodio si es negro, si tiene más de 65 años o tiene diabetes.
- Tanto si tiene la presión arterial alta como si es sano, limitar el sodio a 2 400 miligramos al día es razonable y seguro.
- Los alimentos procesados generalmente contienen la mayo᠆ cantidad de sodio. Los alimentos frescos tienden a ser má᠆ en sodio.
- En lugar de sal, use hierbas, especias y otros condimen᠆ ᠆s para aumentar el sabor de los alimentos.
- No use un sustituto de sal sin hablar primero con el ᠆ ᠆co. No se recomienda un sustituto de sal si tiene enfermed᠆ ᠆al, o si está tomando ciertas medicinas para presión arteria᠆ ᠆ o insuficiencia cardíaca.

Capítulo 8

Tabaco, alcohol
y cafeína

C ada día, millones de personas se sientan y se relajan unos
minutos con un cigarrillo. Las probabilidades son que usted
forme parte de la gran mayoría que ocasionalmente toma una
bebida alcohólica o regularmente acostumbra café o té o un refresco
cafeinado.

Inclusive si usted está sano, el tabaco, el alcohol y la cafeína pueden
aumentar su presión arterial a un nivel no saludable. Pero si usted tiene
presión arterial alta, o si está en riesgo de desarrollarla, necesita estar
especialmente alerta al efecto que estas sustancias pueden tener sobre su
presión arterial.

Sin duda, fumar es peligroso. Si quiere reducir el riesgo de
complicaciones de la presión arterial alta, no fume. El alcohol y la
cafeína, sin embargo, son placeres que la mayoría de la gente con
presión arterial alta puede continuar disfrutando, pero con
moderación.

Tabaco y presión arterial alta

Aproximadamente una de cada tres personas con presión arterial alta
fuma. Simplemente tener la presión arterial alta eleva el riesgo de un
ataque al corazón o de un accidente vascular cerebral. Pero si tiene la
presión alta y fuma, tiene tres a cinco veces más probabilidad de morir
de un ataque cardíaco o insuficiencia cardíaca que si no fuma. Además,
tiene el doble de probabilidad de morir de un accidente vascular
cerebral.

Cómo afecta el fumar la presión arterial

La nicotina del tabaco es la que hace que su presión arterial aumente poco después de la primera inhalación. La nicotina, como muchas otras sustancias químicas del tabaco, es captada por vasos sanguíneos diminutos de los pulmones y distribuida en la sangre. Se necesitan sólo unos 10 segundos para que la nicotina llegue al cerebro. El cerebro reacciona a la nicotina enviando una señal a las glándulas suprarrenales para liberar epinefrina (adrenalina). Esta potente hormona contrae los vasos sanguíneos, forzando al corazón a bombear más fuerte bajo una mayor presión.

Después de fumar sólo dos cigarrillos, tanto la presión sistólica como diastólica aumentan un promedio de 10 mm. La presión arterial permanece en este nivel unos 30 minutos después de terminar de fumar. Al desaparecer los efectos de la nicotina, la presión arterial gradualmente disminuye. Sin embargo, si usted fuma mucho, la presión sanguínea se encuentra en niveles altos la mayor parte del tiempo.

Además de favorecer la liberación de adrenalina, fumar tiene otros efectos perjudiciales. Las sustancias químicas del tabaco pueden afectar las paredes internas de las arterias, dejándolas más susceptibles a la acumulación de depósitos grasos que contienen colesterol (placas) que estrechan las arterias. El tabaco precipita también la liberación de hormonas que hacen que su cuerpo retenga líquido. Ambos factores –las arterias estrechas y el aumento de líquido– pueden llevar a presión arterial alta.

Por qué es crucial dejar de fumar

Dejar de fumar puede disminuir la presión arterial sólo unos cuantos puntos. Pero es importante por dos razones.

Primero, dejar de fumar puede aumentar la eficacia de las medicinas. Fumar interfiere con algunas medicinas para la presión arterial no permitiéndoles funcionar igual.

Segundo, y de mayor importancia, dejar de fumar reduce mucho el riesgo de un ataque cardíaco, insuficiencia cardíaca o accidente vascular cerebral. Tener la presión alta lo pone en riesgo aumentado de estos trastornos por el daño que puede causar a las arterias. El aporte de sangre al corazón y cerebro puede estar reducido. Además, aumenta el riesgo de formación de un coágulo.

Fumar daña también las arterias y produce los mismo riesgos cardiovasculares. Por lo tanto, cuando se combina la presión arterial alta con el cigarro, las probabilidades de un ataque cardíaco, insuficiencia cardíaca o accidente vascular cerebral son mucho mayores.

Los que dejan de fumar ganan

Mucha gente continúa fumando porque piensa que no puede revertirse el daño causado ya al cuerpo o creen que es imposible dejar de fumar, saben que muchos fumadores han tratado de dejar de fumar y han fracasado. Algunas personas creen también que dejar de fumar los hace aumentar de peso. Todas estas suposiciones están equivocadas.

El cuerpo tiene una increíble capacidad para repararse. Hacia el final del primer año de no fumar, el riesgo de ataque cardíaco empieza a disminuir, y después de cinco años casi es el mismo que para la gente que nunca ha fumado. Además, después de 10 a 15 años el riesgo de cáncer pulmonar y otros cánceres asociados al uso de tabaco es aproximadamente el mismo que en la gente que nunca ha fumado.

Es cierto que aproximadamente 75 por ciento de fumadores no pueden dejar de fumar en su primer intento. Pero dejar de fumar es como aprender algo nuevo. A menudo se necesitan varios intentos, y una mala experiencia no debe impedir que intente de nuevo. De hecho, puede aprender de intentos previos, aumentando sus probabilidades de éxito en el futuro.

También es cierto que algunas personas aumentan de peso después de dejar de fumar. Sin embargo, la cantidad de peso generalmente es pequeña. En promedio la mayoría de la gente aumenta alrededor de 2 kilogramos.

Cómo romper el dominio del tabaco

No existe un plan perfecto para dejar de fumar. Algunos pueden simplemente dejarlo y nunca fuman de nuevo. Para otros, dejar de fumar requiere varios intentos y varios métodos.

Pero usted puede dejar de fumar; mucha gente puede. Siguiendo estos pasos puede aumentar las probabilidades de éxito.

Paso 1: Haga su tarea. En esa forma sabe lo que puede esperar. Puede presentar síntomas de supresión física por lo menos durante diez días. Los síntomas comunes incluyen irritabilidad, ansiedad y pérdida de concentración. Posteriormente, puede tener todavía una necesidad imperiosa de encender un cigarrillo en situaciones familiares, como después de un alimento o al conducir el automóvil. Estos episodios generalmente son muy breves, pero pueden ser muy fuertes.

Conociendo lo que puede esperar y planeando actividades alternativas, estará mejor preparado para manejar las urgencias. Estas actividades podrían incluir masticar chicle después de un alimento, o algún bocadillo, algunas zanahorias o pretzels bajos en sal mientras conduce el automóvil para mantener las manos ocupadas.

La mayoría de las recaídas acontecen en las primeras cuatro semanas después de dejar de fumar. A menudo, la recaída ocurre no sólo por el poder de la adicción a la nicotina, sino también porque el fumador no tenía un plan bien concebido para dejar de fumar.

Paso 2: Fije una fecha para dejar de fumar. Dejar de fumar por completo parece funcionar mejor que disminuir gradualmente. Por lo tanto, seleccione una fecha para dejar de fumar. No intente dejar de fumar cuando su nivel de estrés es alto.

Muchos fumadores escogen dejar de fumar durante unas vacaciones relajantes. Una razón son los cambios de la rutina en vacaciones, que hacen más fácil dejar los rituales del cigarro que cuando está en el trabajo o en la casa.

Paso 3: Comunique a otros su decisión. Tener el apoyo de familiares, amigos y compañeros puede ayudarle a alcanzar su meta más rápidamente. Sin embargo, muchos fumadores mantienen sus planes de dejar de fumar en secreto porque no quieren aparecer como un fracaso si vuelven a fumar.

Recuerde, mucha gente necesita tres o más intentos antes de tener éxito. Por lo tanto, no hay razón para sentirse fracasado sólo porque su esfuerzo no funciona esta vez. Si consigue la ayuda de por lo menos una persona puede aumentar las probabilidades de éxito.

Paso 4: Empiece cambiando la rutina. Antes de la fecha para dejar de fumar, disminuya el número de lugares en que usted fuma. Por ejemplo, deje de fumar en el automóvil, y hágalo sólo en una habitación o fuera de la casa. Este método ayuda a reducir la necesidad de fumar y puede sentirse más cómodo en estos lugares sin fumar.

Paso 5: Hable con el médico respecto a medicinas. La nicotina es una sustancia altamente adictiva. La supresión de la nicotina puede producir irritabilidad, ansiedad y dificultad para concentrarse. Se dispone de medicinas que pueden ayudar a disminuir los síntomas de supresión y aumentar sus probabilidades de éxito (vea "Medicinas que ayudan a dejar de fumar").

Paso 6: Sólo un día a la vez. El día que va a dejar de fumar, deje de hacerlo completamente. Cada día enfoque su atención en seguir sin fumar.

Paso 7: Evite las situaciones en que fuma. Cambie las situaciones en las que acostumbraba fumar. Levántese de la mesa inmediatamente al terminar de comer si éste es un momento en que acostumbraba encender un cigarrillo. En su lugar camine un poco. Si usted fumaba mientras hablaba por teléfono,

Medicinas que ayudan a dejar de fumar

Las medicinas mencionadas abajo pueden reducir los efectos secundarios difíciles de la supresión de la nicotina y hacer más fácil dejar de fumar. Úselas siguiendo las instrucciones del médico, disminuyendo gradualmente su uso en un periodo de semanas o meses.

Parches de nicotina. Disponibles sin receta, los parches de nicotina se colocan sobre la piel, en donde liberan gradualmente nicotina en el cuerpo. Esto ayuda a reducir el ansia por la nicotina cuando disminuye o deja de fumar. Los parches pueden irritar la piel, pero puede minimizar la irritación cambiando el sitio del parche y aplicando una crema de cortisona que puede comprar sin receta.

Chicle de nicotina. Puede usted también comprar chicle de nicotina. Mastíquelo varias veces, luego "estaciónelo" entre sus carrillos y encías. El revestimiento de la boca absorbe la nicotina que libera el chicle. El chicle de nicotina puede satisfacer su necesidad por la nicotina en la misma forma que el parche.

Nebulizaciones nasales de nicotina. Ayudan a dejar de fumar en la misma forma que el parche o el chicle, pero con este método usted nebuliza nicotina en la nariz. Ahí se absorbe rápidamente en la sangre a través del revestimiento de la nariz, proporcionando una respuesta más rápida al deseo de la nicotina que los otros productos. El producto está diseñado principalmente para cuando usted necesita un «golpe» rápido de nicotina. Está disponible únicamente con prescripción médica.

Inhalador de nicotina. Esta medicina relativamente nueva está disponible únicamente con prescripción. El dispositivo parece un cigarrillo de plástico. Un extremo del inhalador tiene una boquilla de plástico como la de los cigarrillos. Cuando coloca esta boquilla en la boca e inhala, como cuando inhala un cigarrillo, el inhalador libera un vapor de nicotina en la boca, reduciendo su deseo por la nicotina. También ayuda a los fumadores que extrañan el ritual de fumar de la mano a la boca.

Medicina sin nicotina. El bupropión es la primera medicina sin nicotina aprobada por la Administración de Alimentos y Medicamentos como auxiliar para dejar de fumar. No es clara la forma en que funciona, pero estimula las mismas sustancias químicas implicadas en la adicción a la nicotina. El bupropión está disponible también únicamente con prescripción.

evite las conversaciones telefónicas prolongadas o cambie el lugar en donde habla. Si tenía una silla favorita para fumar, evítela.

Pronto podrá anticipar cuándo va a tener necesidad imperiosa de fumar. Antes que llegue, empiece a hacer algo que haga inconveniente que fume, como lavar el automóvil o podar el césped. Su comportamiento de fumar está profundamente programado y es automático. Por lo tanto, necesita anticipar su comportamiento reflejo y planear alternativas.

Paso 8: Compruebe cuánto dura cada necesidad imperiosa de fumar. Verifique su reloj cuando llega la necesidad de fumar. La mayoría son periodos cortos. Una vez que se da cuenta de esto, es más fácil resistir. Recuérdese a usted mismo "puedo esperar otros minutos y la necesidad pasará".

Alcohol y presión arterial alta

La mejor recomendación respecto al alcohol es ésta: si usted bebe, hágalo con moderación.

Inclusive para la gente que tiene presión arterial alta, pequeñas cantidades de alcohol no parecen aumentar la presión arterial. Ciertas evidencias sugieren que la bebida con moderación puede reducir su riesgo de ataques cardíacos y aumenta la producción del colesterol "bueno" (lipoproteínas de alta densidad, o LAD). El colesterol de LAD ayuda a proteger las arterias para que no se estrechen o bloqueen por la acumulación de placa.

El alcohol en exceso es el problema. Puede aumentar la presión arterial e interferir con las medicinas. Beber en exceso es responsable de 8 por ciento de los casos de presión arterial alta en Estados Unidos.

¿Qué es beber con "moderación"?

Puede ser menos de lo que usted piensa.

Las bebidas alcohólicas contienen diversas cantidades de etanol, mientras más etanol tiene, más fuerte es la bebida. Para los hombres, beber con moderación equivale a no más de dos bebidas –1 onza (30 mililitros) de etanol– al día. Dos bebidas equivalen a dos botes de cerveza de 12 onzas (360 mL), dos copas de vino de 5 onzas (150 mL) o dos bebidas de whisky de 1 onza (30 mL).

Para las mujeres y los hombres de complexión pequeña, beber con moderación es la mitad de eso: 1 bebida o no más de media onza (15 mL) de etanol diariamente. La cantidad es menor porque las mujeres y los hombres de complexión pequeña generalmente absorben más etanol.

Cómo afecta el alcohol la presión arterial

La forma exacta en que el alcohol en exceso –más de una cantidad moderada– aumenta la presión arterial es desconocida. Una teoría es que

Demasiado, demasiado pronto = demasiado alto

Si usted bebe demasiado alcohol y quiere disminuir, es mejor reducir gradualmente la cantidad que usted toma en un período de una a dos semanas.

La gente que toma en exceso y deja de tomar repentinamente alcohol puede desarrollar presión arterial muy alta que dura varios días. Eso se debe a que cuando elimina repentinamente el alcohol de la sangre, el cuerpo libera grandes cantidades de epinefrina (adrenalina), que hacen que la presión arterial aumente en forma aguda.

Si usted tiene presión arterial alta y bebe más de una cantidad moderada de alcohol, hable con el médico respecto a la forma más segura y exitosa para limitar o evitar el alcohol.

precipita la liberación de la hormona epinefrina (adrenalina), que contrae los vasos sanguíneos.

Sin embargo, es claro que reducir el consumo de alcohol puede disminuir la presión arterial. Los que beben en exceso y disminuyen a niveles moderados el consumo de alcohol, pueden reducir la presión arterial sistólica unos 5 mm Hg y la presión arterial diastólica unos 3 mm Hg.

La combinación de una dieta nutritiva y la disminución del consumo de alcohol puede producir una reducción inclusive mayor, una disminución de unos 10 mm Hg de presión sistólica y 7 mm Hg de presión diastólica. Una razón de este efecto es que la gente que consume demasiado alcohol generalmente no obtiene nutrientes adecuados que ayuden a controlar la presión arterial, como potasio, calcio y magnesio.

La gente que toma medicinas para la presión arterial y limita el uso de alcohol tiende también a ser más diligente en tomar sus medicinas. Cuando está influido por el alcohol, puede olvidar tomar sus medicinas o las toma de forma incorrecta.

Alcohol y medicinas para la presión arterial

Aunque está bien beber alcohol con moderación, si usted toma medicinas puede necesitar poner atención cuidadosa a cuándo y cómo consume el alcohol. El alcohol puede interferir con la eficacia de algunas medicinas para la presión arterial y aumentar sus efectos secundarios.

Si mezcla alcohol con un beta bloqueador, que relaja los vasos sanguíneos y disminuye la frecuencia cardíaca, puede sentirse mareado, especialmente si hace calor o si se pone de pie repentinamente. Puede sentir los mismos síntomas si usted bebe alcohol cerca de la hora en que toma el inhibidor de la enzima convertidora de la angiotensina (ECA), que relaja los vasos sanguíneos, o ciertos antagonistas del calcio, que pueden disminuir la frecuencia cardíaca. Si se siente mareado, siéntese hasta que pase. También ayuda tomar agua.

Si usted toma un agente de acción central que funciona a través del sistema nervioso central, puede sentirse muy deprimido después de beber alcohol. Tanto el alcohol como las medicinas son sedantes.

Escuche a su cuerpo. Si se siente mareado o deprimido después de una o dos bebidas, hable con el médico respecto a cuánto alcohol puede beber con seguridad y cuándo.

Cafeína y presión arterial alta

La cafeína que se encuentra en el café, té, refrescos y chocolate es un estimulante ligero que puede combatir la fatiga, aumentar su concentración y mejorar su estado de ánimo. Pero si usa demasiada –algunas veces es muy fácil hacerlo– la cafeína puede dejarlo nervioso, hacer que sus manos tiemblen y posiblemente aumentar la presión arterial.

Cómo afecta la cafeína la presión arterial

La influencia de la cafeína sobre la presión arterial es un tema de debate. Algunos estudios han encontrado que la gente que consume cafeína regularmente durante el día tiene una presión arterial mayor que si no la consume. Sin embargo, la mayoría de estudios ha concluido que los que consumen regularmente cafeína desarrollan tolerancia al estimulante. Y después de un tiempo no tiene ningún efecto sobre la presión arterial.

Sin embargo, es claro que entre la gente que no consume cafeína regularmente o que consume más de lo que estaban acostumbrados, la cafeína puede causar una elevación temporal pero aguda de la presión arterial.

No se sabe qué causa este aumento agudo de la presión arterial. Algunos investigadores sugieren que la cafeína contrae los vasos sanguíneos bloqueando los efectos de la adenosina, una hormona natural que ayuda a que se relajen.

Como precaución, muchos médicos advierten a los pacientes con presión arterial alta que limiten la cafeína diaria a no más de dos tazas de café, tres o cuatro tazas de té o dos o cuatro botes de refresco cafeinado. También que eviten la cafeína inmediatamente antes de actividades que aumentan naturalmente la presión arterial, como el ejercicio o trabajo físico pesado.

Limitar la cafeína es bueno también para su salud en general. Dependiendo de su sensibilidad a la cafeína, inclusive un par de tazas de café pueden afectar su:

Cómo calcular su consumo de cafeína

Si tiene usted presión arterial alta, limite la cafeína a unos 200 miligramos (mg) al día. Aquí presentamos algunas fuentes comunes de cafeína y la cantidad de cafeína que contienen:

Fuente	Cafeína (mg)
Café, 3/4 taza (180 mL)	
Filtrado	103
Instantáneo	57
Descafeinado, filtrado e instantáneo	2
Express (sencillo)	
Regular	100
Descafeinado	5
Té, 3/4 taza (180 mL)	
Negro, filtrado tres minutos	40
Instantáneo	30
Descafeinado	1
Refrescos, 1.5 vaso (360 mL)	
Tipo cola, regular y dietético	31-70
No de tipo cola	0-55
Chocolate	
Cacao, polvo, 1 cucharada	10
Chocolate de cocina, 30 g	25
Chocolate en leche, 1 taza (250 mL)	10
Barra de chocolate, 45 g	10

Bowes y Church, *Valores de las Porciones Generalmente utilizadas*, 17th ed. Lippincott-Raven Editores, 1998, Con autorización.

Sistema nervioso. Demasiada cafeína puede hacerlo sentir nervioso, ansioso e irritable. También puede agravar los ataques de pánico y causar insomnio.

Aparato digestivo. La cafeína puede producir agruras, estreñimiento, diarrea, molestias gastrointestinales o irritar úlceras del estómago.

Vejiga. La cafeína puede causar irritación a la vejiga en algunas personas. Es también un diurético ligero, que hace que usted orine más.

Disminuya lentamente

Si planea reducir la cafeína, la mejor forma es disminuir gradualmente durante varias semanas la cantidad que toma. Esto lo ayuda a evitar dolores de cabeza y otros efectos secundarios que pueden presentarse cuando reduce drásticamente su uso normal de cafeína.

Resumen

Puntos claves para recordar de este capítulo:

- Si tiene la presión arterial alta y fuma, su riesgo de muerte por un ataque cardíaco o insuficiencia cardíaca es por lo menos tres veces mayor, y su riesgo de muerte por un accidente vascular cerebral es por lo menos dos veces mayor, que si no lo hace.
- Las medicinas para disminuir gradualmente la supresión de nicotina pueden ayudar a dejar de fumar.
- Ocho por ciento de todos los casos de presión arterial alta se deben al uso excesivo de alcohol.
- El uso moderado de alcohol no parece afectar la presión arterial.
- El alcohol puede aumentar los efectos secundarios de algunas medicinas para la presión arterial.
- La cafeína puede causar una elevación temporal pero brusca de la presión arterial en algunas personas.
- Si usted tiene la presión arterial alta, limite la cafeína a dos tazas de café, tres o cuatro tazas de té o dos a cuatro botes de refresco cafeinado al día.

Capítulo 9

Cómo manejar el estrés

Si lleva una vida estresante o tiene una personalidad "tipo A" –competitiva, intensa, impaciente– está destinado a tener la presión arterial alta. Ésta es una creencia común. Pero no es cierto. Hay muchos individuos del tipo A con presión arterial normal, igual que hay muchas personas tranquilas con la presión arterial alta.

El estrés puede aumentar la presión arterial temporalmente. Cuando está asustado, nervioso o tiene un plazo apremiante, la presión arterial aumenta naturalmente. Pero en la mayoría de los casos, una vez que empieza a relajarse, la presión arterial vuelve a bajar de nuevo.

Si tiene la presión arterial alta, reduciendo simplemente su nivel de estrés puede no disminuir la presión arterial. Pero manejar el estrés es importante por otras razones. Menos estrés tiene a menudo como resultado:

Mejor control de la presión arterial. Los incrementos temporales de la presión arterial causados por el estrés pueden hacer más difícil manejar la presión arterial. Cuando se encuentra bajo menos estrés, los cambios en el estilo de vida y las medicinas pueden funcionar más eficazmente.

Una actitud más positiva. El estrés puede interferir y atenuar su motivación para controlar la presión arterial Es más fácil estar físicamente activo, comer saludablemente, reducir el peso y limitar el alcohol cuando está relajado y feliz.

Hay muchas formas de manejar el estrés. Puede usted experimentar con diferentes técnicas hasta que encuentre la que alivia el estrés y se adapte a su estilo de vida y rutina diaria.

¿Qué es el estrés?

Piense en el estrés como si fuera un condimento. Demasiado poco condimento confiere poco sabor al alimento. Demasiado condimento puede hacerlo sentirse enfermo. Pero cuando usa la cantidad correcta, el condimento aumenta el sabor. El estrés funciona en forma muy semejante.

El estrés puede ser negativo o positivo:

- El estrés negativo ocurre cuando usted se siente fuera de control o bajo presión constante. Puede usted tener dificultad para concentrarse en un proyecto. Puede sentirse aislado de los demás. La familia, las finanzas, el trabajo y el aislamiento son causas frecuentes de estrés negativo.
- El estrés positivo le proporciona un sentimiento de excitación y oportunidad. Usted se siente confiado cuando se enfrenta a una situación. En los atletas, el estrés positivo ayuda a menudo a que se desempeñen mejor en la competencia que en los entrenamientos. Otros ejemplos de estresores positivos pueden incluir un nuevo trabajo o el nacimiento de un hijo.

El estrés es también altamente individualizado. Algunas personas enfrentan bien las situaciones difíciles o tensas. Otras se derriten bajo la presión. Además, lo que es un "estresor" para una persona puede no causar estrés en otra.

La respuesta al estrés

Cuando enfrenta un evento atemorizante o una tensión en la vida, la respuesta física a cualquier estresor es similar a un peligro físico. El cuerpo se prepara para enfrentar el reto ("lucha") o hacer acopio de la suficiente fuerza para retirarse ("huida").

Esta respuesta de "lucha o huida" es resultado de la liberación de un conjunto de hormonas que hacen que el cuerpo cambie a una sobre-estimulación. Entre ellas se encuentran las hormonas epinefrina (adrenalina) y cortisol, que hacen que los latidos del corazón sean más rápidos y la presión arterial aumente.

Pueden ocurrir también otros cambios físicos. Se envía más sangre y nutrientes al cerebro y músculos, y menos a la piel. Por eso puede verse pálido en momentos de temor o estrés. El cuerpo también libera fibrina, una sustancia química que hace que la sangre se coagule más fácilmente. En un ataque físico, esto ayudaría a hacer más lenta o detener la hemorragia en una herida.

El sistema nervioso también entra en acción. Las pupilas se dilatan para aumentar la visión. Los músculos faciales se tensan para que se vea más intimidante, y se suda más para enfriar el cuerpo.

El cuerpo tiene muchas formas de hacerle saber que se encuentra bajo demasiado estrés. Puede sentirse desanimado, irritable, cínico, emocional o incluso aislado. Todas estas emociones afectan la forma de pensar, sentir y actuar, y pueden incorporarse gradualmente con el tiempo.

Los síntomas físicos no son fáciles de ignorar. Pueden incluir dolor de cabeza, molestias del estómago, insomnio, fatiga y enfermedades frecuentes. Puede volver a hábitos nerviosos, como morderse las uñas o fumar. Puede inclusive recurrir al alcohol o a las drogas.

Estrés y presión arterial

Las hormonas epinefrina (adrenalina) y cortisol liberadas durante los periodos de estrés aumentan la presión arterial contrayendo los vasos sanguíneos y aumentando la frecuencia cardíaca.

El aumento de presión arterial causado por el estrés varía, dependiendo de su nivel de estrés y la forma en que el cuerpo enfrenta el estrés. En algunas personas, el estrés causa sólo un pequeño aumento de la presión arterial. En otras el estrés puede producir elevaciones abruptas extremas de la presión arterial.

Aunque los efectos del estrés generalmente son sólo temporales, si presenta estrés regularmente, los aumentos de la presión arterial pueden con el tiempo dañar las arterias, corazón, cerebro, riñones y ojos –igual que con la presión arterial alta persistente.

Estrategias para aliviar el estrés

Una cosa es estar consciente del estrés en su vida diaria, y otra es saber qué hacer al respecto. Aquí presentamos algunas formas para poder evitar y enfrentar mejor el estrés.

Cambios en el estilo de vida

Hacer algunos cambios en su rutina normal puede disminuir la carga de estrés. Por ejemplo:

Organícese. Lleve un registro escrito de sus actividades diarias para no enfrentarse a conflictos o apresuramientos de último minuto para cumplir con una cita o llegar a tiempo.

Simplifique su horario. Trate de adoptar un paso más relajado. Haga a un lado su mentalidad de "sí se puede" y aprenda a decir "no" a las responsabilidades que no quiere tomar. Pida a los demás que le ayuden.

Estrés y salud general

Se cree que el estrés desempeña un papel en varias enfermedades, tanto ya existentes como nuevas.

Cuando la frecuencia cardíaca aumenta tiene mayor riesgo de desarrollar dolor en el pecho (angina) e irregularidades en el ritmo de su corazón (arritmia). Los aumentos de la frecuencia cardíaca y de la presión arterial pueden precipitar también un ataque cardíaco o dañar el músculo cardíaco o las arterias coronarias. La sustancia química para la coagulación de la sangre, fibrina, se libera cuando se encuentra bajo estrés y lo pone también en riesgo aumentado de formación de coágulos sanguíneos.

La hormona cortisol liberada durante el estrés puede suprimir el sistema inmunológico, haciéndolo más susceptible a enfermedades infecciosas. Los estudios sugieren que las infecciones bacterianas, como tuberculosis e infecciones por estreptococos aumentan con el estrés. También las infecciones virales de las vías respiratorias superiores como el resfriado o influenza.

El estrés puede también precipitar dolores de cabeza y agravar el asma y los problemas intestinales.

Ejercicio. Además de ayudar a controlar la presión arterial, el ejercicio ayuda también a "quemar" la energía nerviosa que produce el estrés. Practique ejercicio 30 minutos por lo menos la mayoría de los días de la semana.

Coma bien. Una dieta variada proporciona la combinación adecuada de nutrientes que pueden ayudar a mantener el sistema inmunológico y otros sistemas del cuerpo funcionando bien. Una dieta sana destaca granos, frutas, vegetales y productos lácteos bajos en grasa.

Duerma suficiente. Cuando se está descansado, se pueden afrontar mejor los problemas del día siguiente. Acostarse y despertar diario a la misma hora puede ayudar a dormir bien. Un ritual para acostarse, como un baño caliente, leer o tomar un bocadillo, ayuda también a muchas personas a relajarse.

Mejore su apariencia. Vaya a que le corten el cabello, o al manicure o compre un vestido nuevo. Verse mejor le hará sentirse mejor.

Tome un descanso ocasional. Aléjese de la rutina regular y del estrés de la vida. Tome unas vacaciones, inclusive si sólo es el fin de semana, planeándolas en tal forma que deje atrás los problemas estresantes. Tome tiempo para ver una película o comer fuera de casa. Durante las horas de trabajo, tome descansos cortos para estirarse, caminar, respirar profundamente y relajarse.

Mantenga buenas relaciones sociales. Los amigos y familiares no sólo proporcionan una válvula de escape que lo deja ventilar sus frustraciones, sino que también pueden proporcionarle consejos útiles para mejores soluciones. Sin embargo evite hablar con amigos y familiares que tienden a ser negativos respecto a todo y fomentan los malos sentimientos.

Practique pensamientos positivos. "Háblese usted mismo" positivamente para disminuir sus sentimientos críticos o negativos. Hablarse a sí mismo se refiere a todo lo que usted se dice, todos los pensamientos que pasan por su mente. Por ejemplo, en lugar de "no debería equivocarme nunca", piense "trataré de ser más cuidadoso la siguiente vez". Este método crea menos sentimientos negativos. También trate de practicar los viejos adagios como "no hay mal que por bien no venga" y "no haga una montaña de un grano de arena".

Programe tiempo para preocuparse. Apartando tiempo para solucionar problemas puede hacer que sus preocupaciones no sigan acumulándose. Dedique una media hora al día para trabajar en las soluciones de los problemas. Si se presenta una preocupación fuera del "tiempo para preocuparse", escríbala y preocúpese después.

Busque el buen humor. La risa es un animador interno. Libera sustancias químicas en el cerebro que disminuyen el dolor y aumentan el sentimiento de bienestar general. La risa estimula también el corazón, pulmones y músculos. Veinte segundos de risa producen un intercambio de oxígeno equivalente a unos tres minutos de ejercicio aeróbico. Vea una película que lo haga reír y libros de caricaturistas y escritores de comedia que disfrute.

Técnicas de relajación

No todo el estrés es evitable. Hay ciertos eventos en la vida que no puede prevenir, como quedar atrapado inesperadamente en el tráfico. Pero puede reducir la carga emocional y física que esos eventos pueden causar.

Cuando se siente estresado, tome unos minutos para relajar su cuerpo y aclarar su mente. Los siguientes ejercicios están diseñados para ayudarle a hacerlo. Sin embargo, mantenga en mente que la relajación no llega automáticamente. Para desarrollar esta habilidad, necesita practicarla diariamente.

Respiración profunda. A diferencia de los niños, la mayoría de los adultos respira con el pecho. Cada vez que inspira, el pecho se expande, y cada vez que exhala se contrae. Sin embargo, los niños generalmente respiran con el diafragma, el músculo que separa el pecho del abdomen.

La respiración profunda con el diafragma –que los adultos pueden volver a aprender– es relajante. También intercambia más bióxido de carbono por oxígeno, para darle más energía (vea "Cómo respirar profundamente").

Ejercicios de tensión muscular. Cuando la tensión aumenta, se pueden tensar los músculos, especialmente los hombros. Para aliviar la tensión, mueva los hombros, elevándolos hacia las orejas. Luego relaje los hombros.

Cómo respirar profundamente

Aquí presentamos un ejercicio para ayudar a practicar la respiración profunda y relajada.

1. Use ropa cómoda y ancha. Acuéstese boca arriba en una cama, una silla reclinable o un piso alfombrado. Puede también sentarse en una silla si lo prefiere.

2. Coloque los pies ligeramente separados. Ponga una mano sobre el abdomen cerca del ombligo. Ponga la otra mano en el pecho. Si está sentado, coloque los pies sobre el piso, relaje los hombros y ponga las manos en su regazo o a un lado.

3. Inhale por la nariz, si puede, porque esto filtra y calienta el aire. Exhale por la boca.

4. Concéntrese en la respiración durante unos minutos y note cuál mano se está elevando con cada respiración.

5. Exhale suavemente casi todo el aire de los pulmones.

6. Inhale mientras cuenta lentamente hasta cuatro, un segundo por número. Al inhalar, eleve ligeramente el abdomen aproximadamente 2.5 centímetros. Debe ser capaz de sentir el movimiento con la mano. No mueva el pecho ni suba los hombros.

7. Al inhalar, imagínese el aire que fluye a todas las partes de su cuerpo, llevando oxígeno para limpiar y dar energía.

8. Haga una pausa durante un segundo con el aire en los pulmones. Luego exhale lentamente de nuevo contando hasta cuatro. Sentirá el abdomen que baja lentamente al relajarse el diafragma. Imagínese que la tensión fluye hacia fuera de usted.

9. Haga una pausa por un momento. Luego empiece de nuevo y repita este ejercicio durante uno a dos minutos, hasta que se sienta mejor. Si se marea, acorte el tiempo o la profundidad de la respiración.

Para reducir la tensión del cuello, mueva la cabeza suavemente en círculo en el sentido del reloj, luego en sentido contrario al reloj. Para aliviar la tensión en la espalda y torso, levante los brazos hacia el techo e inclínese hacia los lados. Para la tensión de los pies y piernas, haga círculos en el aire con los pies mientras flexiona los dedos.

Los ejercicios de estiramiento diario ayudan también a reducir la tensión muscular.

Sugestión guiada. También conocido como visualización, este método de relajación implica acostarse tranquilamente y verse a usted mismo en un ambiente agradable y tranquilo. Experimente el ambiente con todos los sentidos, como si realmente estuviera ahí. Imagine los sonidos, los olores, el calor, la brisa y los colores de este agradable lugar. Los mensajes que recibe el cerebro al experimentar estas sensaciones ayudan al cuerpo a relajarse.

Meditación. Implica sentarse en una posición cómoda y repetir un sonido o una palabra durante 20 minutos, generalmente dos veces al día. El objetivo es limpiar su mente de todos los pensamientos que la distraen y alcanzar un estado de reposo.

Biorretroinformación. Esta técnica ayuda a controlar las funciones que normalmente no puede controlar como la frecuencia cardíaca, la frecuencia respiratoria, la temperatura de la piel e inclusive la presión arterial.

La biorretroinformación requiere la ayuda de un terapista certificado y generalmente varias sesiones de entrenamiento. Se colocan electrodos en la piel que monitorizan las funciones del cuerpo, y un dispositivo, como un timbre o una luz, le avisa cuando cierta función está más allá de su alcance dirigido. Entonces, usando ejercicios de relajación o alguna otra estrategia, aprende a modificar la función hasta que se encuentre dentro de su alcance.

Ayuda profesional

Algunas veces el estrés de la vida puede acumularse y superar lo que usted puede manejar. Cuando esto pasa, considere la ayuda del médico, alguna organización comunitaria de salud o un líder espiritual. Muchas personas creen que buscar ayuda es un signo de debilidad. Nada puede estar más lejos de la verdad. Se necesita carácter para admitir que se necesita ayuda.

Aprender a controlar el estrés no garantiza una vida relajada, una buena salud o una presión arterial normal. Ocurrirán problemas inesperados. Pero si se tienen los instrumentos para afrontar el estrés, puede ser más fácil resolver los problemas –y controlar la presión arterial más fácilmente.

Ejemplo de una lección de relajación

Este alivio del estrés implica bloquear el mundo y concentrarse específicamente en relajar el cuerpo.

1. Siéntese o acuéstese en una posición cómoda y cierre los ojos. Deje que se afloje la mandíbula y que los párpados se relajen y se sientan pesados pero no firmemente cerrados.

2. Mentalmente recorra el cuerpo. Empiece en los dedos de los pies y suba lentamente a las piernas, glúteos, torso, brazos, manos, dedos, cuello, cabeza y cara. Al hacer esto, tense cada grupo de músculos y manténgalo una cuenta de cinco antes de relajarlos. Al relajar los músculos imagine que la tensión se escapa.

3. Durante este ejercicio, fluirán pensamientos a través de su mente. Déjelos llegar y salir sin fijarse en ninguno de ellos.

4. Muchas personas encuentran que la autosugestión ayuda. Sugiérase a usted mismo que está relajado y tranquilo, que las manos se sienten pesadas y calientes (o frías si tiene calor), que el corazón está latiendo calmadamente y que tiene usted una paz perfecta.

5. Respire lenta, regular, profundamente durante el ejercicio

6. Una vez que está relajado, imagine que está en un lugar favorito o de gran belleza y tranquilidad.

7. Después de 5 a 10 minutos, vuelva gradualmente a despertar.

Resumen

Puntos claves para recordar de este capítulo:
- El estrés puede aumentar la presión arterial temporalmente y agravar la presión arterial alta existente.
- Con el tiempo, los efectos físicos del estrés pueden dañar la salud.
- Aun cuando reducir el estrés puede no disminuir la presión arterial, puede hacer que su presión sea más fácil de controlar.
- Los cambios en el estilo de vida, las técnicas de relajación y la ayuda profesional pueden ayudarle a evitar o manejar mejor el estrés.

Capítulo 10

Los medicamentos y
su función

L a forma más segura y mejor de controlar la presión arterial es mediante cambios en su estilo de vida. Sin embargo, algunas veces los cambios en el estilo de vida no pueden reducir lo suficiente la presión arterial. Para alcanzar una presión arterial deseable, es posible que necesite tomar medicinas.

Las medicinas son también necesarias a menudo si tiene presión arterial muy alta que necesita reducirse más rápidamente que lo que pueden hacer los cambios en el estilo de vida, o si usted tiene un trastorno médico asociado.

Las medicinas para la presión arterial, conocidas como antihipertensivos, son una de las historias de mayor éxito en la medicina moderna. Son bastante eficaces, y la mayoría de la gente no tiene efectos secundarios. Estas medicinas pueden controlar la presión arterial alta y permitirle vivir normalmente con su trastorno. También disminuyen el riesgo de problemas futuros de salud.

Hay muchos tipos diferentes de medicinas para la presión arterial. Cada una baja la presión arterial en forma distinta. Si una medicina no disminuye la presión arterial a un nivel seguro, el médico puede sustituirla por un tipo diferente o agregar otra medicina. Una combinación de dos o más medicinas en dosis bajas puede disminuir la presión arterial tan bien como una. Además, las combinaciones de medicinas pueden producir menos efectos secundarios.

Lo importante es que usted trabaje con el médico para desarrollar un plan de tratamiento que funcione. Este método puede requerir paciencia. Encontrar la medicina adecuada –o la combinación de medicinas– puede requerir tiempo.

Los diferentes tipos

Las clases principales de medicinas utilizadas para controlar la presión arterial alta incluyen:

- Diuréticos
- Beta-bloqueadores
- Inhibidores de la enzima convertidora de la angiotensina (ECA)
- Bloqueadores de los receptores de la angiotensina II
- Antagonistas del calcio (también conocidos como bloqueadores de los canales del calcio)
- Alfa bloqueadores
- Agentes que actúan a nivel central
- Vasodilatadores directos

Diuréticos

Estos medicamentos se introdujeron en la década de 1950 y todavía son una de las medicinas más frecuentemente utilizadas para disminuir la presión arterial. Los diuréticos tienen dos ventajas principales. Han comprobado su eficacia a través de los años y son las menos costosas de todas las medicinas para la presión arterial.

Los diuréticos reducen el volumen de líquido del cuerpo. Hacen que los riñones excreten más sodio en la orina de lo que harían normalmente. El sodio se acompaña de líquido de la sangre. Este efecto significa que hay un volumen menor de sangre que hace presión sobre las arterias, y en consecuencia, menos tensión sobre las paredes arteriales.

Los diuréticos son a menudo la medicina de primera elección para las personas con presión arterial alta grado 1. Son altamente eficaces en los negros y en adultos de edad avanzada, que son más frecuentemente sensibles al sodio. Además, generalmente se usan en combinación con otras medicinas.

Si usted toma un diurético, es importante que limite el sodio. Reduciendo el sodio ayuda a que la medicina funcione más eficazmente y con menos efectos secundarios.

Tipos de diuréticos

Hay tres clases de diuréticos. Cada uno funciona afectando diferentes partes de los riñones. Incluyen:

Tiazidas. Éstos son los diuréticos más frecuentemente utilizados. Incluyen:

- Bendroflumetiazida
- Clorotiazida

- Clortalidona
- Hidroclorotiazida
- Indapamida
- Metilclotiazida
- Metolazona

De asa. Estos diuréticos son más potentes que las tiazidas y eliminan un mayor porcentaje de sodio de los riñones. El médico puede recomendar un diurético de asa si las tiazidas no son eficaces o si tiene otros problemas, como insuficiencia cardíaca o renal, que también hacen que el cuerpo retenga líquido.

Los diuréticos de asa incluyen:

- bumetanida
- ácido etacrínico
- furosemida
- torsemida

Retenedores de potasio. Además de extraer sodio de la sangre, los diuréticos eliminan potasio. Los diuréticos ahorradores de potasio ayudan al cuerpo a retener el potasio necesario. Estas medicinas se utilizan principalmente en combinación con tiazidas o diuréticos de asa porque no son tan potentes como los demás.

Los diuréticos ahorradores de potasio incluyen:

- Amilorida
- Espironolactona
- Triamterene

Efectos secundarios y precauciones

El efecto secundario principal asociado a los diuréticos es el aumento de orina. Los diuréticos tiazídicos y de asa pueden causar también pérdida de potasio. Por eso a menudo se usan en combinación con un diurético retenedor de potasio.

En adultos mayores, los diuréticos tiazídicos pueden causar debilidad o mareo al pararse. Los fármacos pueden causar también impotencia en algunos hombres, aunque es poco frecuente. Si se suspende la medicina generalmente desaparecen estos problemas. Pero no lo haga sin el consejo y guía del médico.

Además, los dosis altas de diuréticos tiazídicos pueden aumentar ligeramente el azúcar en la sangre y los niveles de colesterol total. También pueden aumentar el nivel de ácido úrico en las células. En casos raros, esto puede llevar al desarrollo de gota, un trastorno articular.

Los diuréticos de asa algunas veces pueden llevar a deshidratación. Los diuréticos retenedores de potasio pueden aumentar demasiado el nivel de potasio. Si tiene enfermedad renal, no debe tomar un diurético ahorrador de potasio porque puede causar irregularidades del ritmo del corazón y otros problemas por el exceso de potasio.

Beta-bloqueadores

Como los diuréticos, los beta-bloqueadores se han utilizado durante muchos años y son a menudo una medicina de primera elección para reducir la presión arterial.

Estas medicinas se desarrollaron originalmente para tratar la cardiopatía coronaria y posteriormente fueron aprobados para el tratamiento de la presión arterial alta, después que los estudios encontraron disminución de la presión arterial en los pacientes que los tomaban. También se usan para tratar glaucoma, migraña y algunos temblores.

Los beta-bloqueadores disminuyen la presión arterial bloqueando los efectos de la hormona norepinefrina, también conocida como noradrenalina, que hace que los latidos del corazón sean más rápidos y que los vasos sanguíneos se contraigan. También disminuye la liberación de la enzima renina de los riñones. La renina está implicada en la producción de la angiotensina II, otra sustancia que contrae los vasos sanguíneos, aumentando la presión arterial.

Los beta-bloqueadores disminuyen la presión arterial aproximadamente en la mitad de los pacientes que los toman. Son especialmente útiles si la presión arterial se acompaña de ciertos trastornos cardiovasculares, como dolor del pecho (angina) y ritmo irregular del corazón (arritmia) o un ataque cardíaco previo. Los beta-bloqueadores ayudan a controlar estos trastornos y reducen el riesgo de un segundo ataque cardíaco.

Tipos de beta-bloqueadores

Si usted tiene problemas hepáticos o renales, la selección de un beta-bloqueador puede ser más limitada. Algunos beta-bloqueadores son degradados (metabolizados) en el hígado, otros en los riñones y algunos en ambos. Si, por ejemplo, los riñones no están funcionando adecuadamente, una medicina que se metaboliza en los riñones no funcionará eficazmente.

Los beta-bloqueadores se clasifican también de acuerdo a si afectan principalmente el corazón (cardioselectivos) o el corazón y los vasos sanguíneos por igual (no cardioslectivos). Los cardioselectivos generalmente producen menos efectos secundarios, pero no se recomiendan si tiene un músculo cardíaco debilitado por insuficiencia cardíaca.

Los beta-bloqueadores incluyen:
- Acebutolol
- Atenolol
- Betaxolol
- Bisoprolol

- Carteolol
- Carvedilol
- Labetalol
- Metoprolol
- Nadolol
- Penbutolol
- Pindolol
- Propranolol
- Timolol

Efectos secundarios y precauciones

Los beta-bloqueadores tienen efectos secundarios más frecuentes que otras medicinas para la presión arterial. Sin embargo, muchos pacientes que toman estas medicinas tienen sólo molestias mínimas, si es que las tienen.

Dos de los efectos secundarios más notables son fatiga y disminución de la capacidad para actividades físicas vigorosas. Otros efectos secundarios pueden incluir manos frías, dificultad para dormir, impotencia, pérdida del apetito sexual, disminución ligera del nivel de triglicéridos en la sangre y disminución leve del colesterol "bueno" (lipoporoteínas de alta densidad, o HDL).

Los beta-bloqueadores no son la mejor selección si usted es una persona joven activa o un atleta, porque pueden limitar su capacidad física. Estos medicamentos tampoco se recomiendan si tiene asma o bloqueo severo del sistema de conducción del corazón (bloqueo de rama).

Inhibidores de la ECA

Los inhibidores de la enzima convertidora de la angiotensina (ECA) se están convirtiendo en una elección más frecuente entre los médicos para tratar la presión arterial alta. Los medicamentos no tienen todo el historial de los diuréticos o beta-bloqueadores, pero hasta ahora han sido eficaces y producen pocos efectos secundarios. En los negros los inhibidores de la ECA son más eficaces cuando se combinan con un diurético.

Estos medicamentos funcionan evitando que el cuerpo produzca una sustancia llamada angiotensina I. La angiotensina I no es perjudicial, pero cuando se convierte en angiotensina II contrae los vasos sanguíneos, aumentando la presión arterial. Si se limita la producción de angiotensina se permite también que otra sustancia llamada bradicinina –que mantiene los vasos dilatados– permanezca en los vasos.

Los inhibidores de la ECA incluyen:
- Benazepirl
- Captopril
- Enalapril
- Fosinopril
- Lisinopril
- Moexipril
- Quinapril
- Ramipril
- Trandolapril

Efectos secundarios y precauciones

Los inhibidores de la ECA generalmente causan pocos efectos secundarios pero aproximadamente 20 por ciento de los pacientes que los toman desarrollan una tos seca. Esto ocurre más frecuentemente en mujeres que en hombres. En algunas personas la tos puede ser persistente y producir las suficientes molestias como para justificar cambiar a otro medicamento.

Otros posibles efectos secundarios pueden incluir erupción, alteración del sabor y reducción del apetito. No debe usted tomar un inhibidor de la ECA si tiene una enfermedad renal severa porque puede contribuir a insuficiencia renal. Los inhibidores de la ECA tampoco se recomiendan si está embarazada o planea embarazarse. Pueden causar anomalías severas en el bebé que no ha nacido.

Bloqueadores de los receptores de la angiotensina II

Estas son algunas de las medicinas más nuevas aprobadas para el tratamiento de la presión arterial alta. Como su nombre sugiere, los bloqueadores de los receptores de la angiotensina II bloquean la acción de la angiotensina II, en comparación con los inhibidores de la ECA que bloquean la formación de angiotensina I. Los bloqueadores de los receptores de la angiotensina II son también diferentes porque no aumentan la bradicinina.

Esas medicinas más nuevas son aproximadamente igual de eficaces que los inhibidores de la ECA. También proporcionan un beneficio extra: no producen tos seca.

Sólo se dispone actualmente de un par de bloqueadores de los receptores de la angiotensina II. Se espera que otras marcas adicionales reciban la aprobación de la Administración de Alimentos y Medicamentos en el futuro cercano. Los fármacos que se encuentran en el mercado incluyen:
- Irbesartan
- Losaran potásico
- Valsartan
- Telmisartán

Efectos secundarios y precauciones

Los efectos secundarios son raros, pero en algunas personas pueden causar mareo, congestión nasal, dolor de espalda y piernas, indigestión e insomnio.

Como los inhibidores de la ECA, estas medicinas no deben tomarse si tiene enfermedad renal severa, si está embarazada o si está planeando un embarazo.

Calcioantagonistas

Estas medicinas son también eficaces y generalmente bien toleradas. Pero no son generalmente el primer tratamiento de elección porque algunas pueden aumentar su riesgo de otros problemas serios de salud.

Los calcioantagonistas funcionan afectando las células musculares alrededor de las arterias. Estas células musculares contienen canales diminutos en sus membranas llamados canales de calcio. Cuando el calcio fluye dentro de ellos, las células musculares se contraen y las arterias se estrechan. Los calcioantagonistas ocupan estos canales –como los tapones en los drenajes– y evitan que el calcio llegue al interior de las células musculares. Sin embargo, las medicinas no afectan el calcio que se utiliza en el hueso.

Algunos calcioantagonistas tienen un beneficio agregado: disminuyen la frecuencia cardíaca, reduciendo potencialmente la presión arterial todavía más.

Tipos de calcioantagonistas

Hay dos tipos de calcioantagonistas:

De acción corta. Estas medicinas disminuyen la presión arterial rápidamente, a menudo en una media hora. Pero sus efectos duran sólo unas cuantas horas.

Los calcioantagonistas de acción corta no se recomiendan para el tratamiento de la presión arterial alta porque requieren que los tome tres o cuatro veces al día. Esto generalmente produce un control deficiente de la presión arterial. Algunos estudios han relacionado las medicinas con aumento en el riesgo de ataques cardíacos, muerte súbita cardíaca y cáncer.

De acción prolongada. Estas medicinas se absorben más gradualmente. Aunque tardan más tiempo en disminuir la presión arterial, la controlan durante un período mayor.

Se están realizando estudios grandes de asignación al azar para determinar la seguridad y eficacia de los antagonistas del calcio de acción prolongada. Los resultados, que deben estar disponibles en los años siguientes, determinarán si estas medicinas tienen un riesgo aumentado para los mismos problemas de la salud relacionados con el tipo de acción corta. Los resultados iniciales indican que no es así.

Los calcioantagonistas de acción prolongada incluyen:
- Amlodipina
- Diltiazem
- Felodipina
- Isradipina
- Nicardipina
- Nifedipina
- Verapamil

Efectos secundarios y precauciones

Los posibles efectos secundarios incluyen estreñimiento, dolor de cabeza, aumento de la frecuencia cardíaca, erupción, edema de pies y piernas e inflamación de las encías.

No debe usted tomar felodipina, nifedipina ni verapamil con jugo de toronja, o tome el jugo de toronja 2 horas antes de tomar las pastillas. Una sustancia del jugo parece reducir la capacidad del hígado para eliminar estos antagonistas del calcio del cuerpo, permitiendo que las medicinas se acumulen y sean tóxicas.

Alfa-bloqueadores

Los alfa-bloqueadores disminuyen la presión arterial evitando que el sistema nervioso estimule los músculos de las paredes de las arterias más pequeñas. Como resultado, los músculos no se contraen tanto. Los alfa-bloqueadores también reducen los efectos de las hormonas norepinefrina (noradrenalina) y epinefrina (adrenalina) que contraen los vasos sanguíneos.

Otro beneficio de estas medicinas es que disminuyen moderadamente el colesterol total y los triglicéridos. Si tiene riesgo de un ataque cardíaco debido tanto a la presión arterial alta como al colesterol alto, los alfa-bloqueadores ofrecen un doble beneficio. En los hombres de edad avanzada con problemas de la próstata, los alfa-bloqueadores mejoran el flujo de orina y reducen las veces que despierta en la noche para ir al baño. Los alfa-bloqueadores son también una buena elección en personas jóvenes o físicamente activas que no son buenos candidatos para los beta-bloqueadores por sus efectos secundarios.

Los alfa-bloqueadores están disponibles en formas de acción corta y de acción prolongada. Incluyen
- Doxazosina, una medicina de acción prolongada
- Prazosin, una medicina de acción corta
- Terazosina, una medicina de acción prolongada

Efectos secundarios y precauciones

Estos medicamentos generalmente son bien tolerados. Sin embargo, cuando se prescriben por primera vez o si usted es de edad avanzada, pueden hacer que se sienta mareado o desmayarse al ponerse de pie. Esto se debe a que los alfa-bloqueadores prolongan el tiempo necesario para que el cuerpo responda al cambio natural de la presión arterial cuando se mueve de una posición sentada o acostada a una posición de pie.

Para reducir este problema, el médico puede prescribir sólo una pequeña dosis inicial del fármaco y darle instrucciones para tomarlo al acostarse en la noche. Después que se ha adaptado al medicamento, el médico puede aumentar lentamente la dosis. Es mejor tomar los alfa-bloqueadores al acostarse, a menos que el médico le indique algo diferente.

Otros posibles efectos secundarios incluyen dolor de cabeza, latidos cardíacos intensos, náusea y debilidad. Con el tiempo, los medicamentos pueden perder su eficacia. Sin embargo, la adición de un diurético puede evitarlo.

Agentes de acción central

A diferencia de otros medicamentos para la presión arterial que funcionan en los vasos sanguíneos, los agentes que actúan a nivel central funcionan en el cerebro. Evitan que el cerebro envíe señales al sistema nervioso para acelerar la frecuencia cardíaca y contraer los vasos sanguíneos.

Estos medicamentos, también llamados inhibidores adrenérgicos centrales, no se usan tan frecuentemente como antes porque pueden producir efectos secundarios intensos. Sin embargo, todavía se prescriben en ciertas circunstancias. El médico puede recomendar un agente de acción central si usted es propenso a ataques de pánico, si tiene incidentes con la disminución del azúcar en la sangre o si está pasando por un periodo de supresión de alcohol o drogas. Los medicamentos pueden ayudar a reducir los síntomas de estos trastornos.

Un tipo de agente con acción central, la clonidina, está disponible como parche en la piel. Es útil si usted tiene problemas para tomar medicinas por vía oral. Otro tipo de agente de acción central, la metildopa, a menudo se recomienda en mujeres embarazadas con presión arterial alta que no pueden tomar otras medicinas para la presión arterial debido a los riesgos para ellas y el bebé.

Los agentes de acción central incluyen:
- Clonidina
- Guanabenz
- Guanadrel
- Guanetidina
- Guanfacina

- Metildopa
- Reserpina

Efectos secundarios y precauciones

Estos medicamentos pueden producir fatiga extrema, confusión o sedación. También pueden causar impotencia, sequedad de boca, dolor de cabeza, aumento de peso, dificultad para pensar y problemas psicológicos, incluyendo depresión.

Suspender el uso de algunos agentes de acción central puede hacer que la presión arterial aumente a niveles peligrosamente elevados muy rápidamente. Si tiene efectos secundarios y quiere dejar de tomar el fármaco, vea al médico y desarrolle un plan para suspenderlo gradualmente.

Vasodilatadores directos

Estos potentes medicamentos se utilizan principalmente para tratar casos difíciles de presión arterial alta que no responden bien a otros medicamentos. Funcionan directamente en los músculos de las paredes de las arterias, evitando la tensión de los músculos y la contracción de las arterias.

Los vasodilatadores directos incluyen
- Hidralazina
- Minoxidil

Efectos secundarios y precauciones

Los efectos secundarios frecuentes de los vasodilatadores directos incluyen aumento de la frecuencia cardíaca y retención de agua, ninguno de los cuales es muy deseable si usted tiene la presión arterial alta. Por eso su médico prescribe típicamente vasodilatadores directos con un beta-bloqueador y un diurético, que pueden reducir estos síntomas.

Otros efectos secundarios pueden incluir problemas gastrointestinales, mareo, dolor de cabeza, congestión nasal, vello excesivo en el cuerpo e inflamación de las encías. La hidralazina en dosis altas puede aumentar el riesgo de lupus, una enfermedad del tejido conjuntivo.

Medicamentos de urgencia

Si la presión arterial alcanza un nivel peligrosamente alto, puede ser necesario reducirla rápidamente para evitar daño severo a sus órganos, e inclusive la muerte. Ejemplos de estas situaciones incluyen ataque cardíaco, insuficiencia cardíaca, accidente vascular cerebral, ceguera repentina o ruptura de la pared de la aorta.

En las urgencias de la presión arterial, los médicos inyectan medicamentos para la presión alta en las venas. El objetivo es disminuir la presión arterial un 25 por ciento en unos minutos a dos horas. Reducir la presión arterial demasiado rápido puede causar otros trastornos severos, inclusive mortales. Una vez que la presión arterial ha disminuido un 25 por ciento, el objetivo es reducir la presión arterial alrededor de 160/100 mm Hg en seis horas.

Los tipos de medicamentos inyectables utilizados en las urgencias hipertensivas incluyen:

- Vasodilatadores, como fenoldopam, clorhidrato de nicardipina, nitroglicerina y nitroprusiato de sodio
- Alfa y beta bloqueadores como clorhidrato de esmolol, clorhidrato de labetalol y fentolamina

Tratamiento de combinación

Aproximadamente la mitad de los pacientes con presión arerial alta grado 1 ó 2 no puede controlar la presión arterial con un solo medicamento. Si un medicamento no es suficiente, el médico puede aumentar la dosis si no presenta efectos secundarios significativos. Otras opciones son intentar una medicina diferente o agregar otro medicamento al que ya está usted tomando.

La terapia de combinación es bastante común y beneficiosa. Utilizando una combinación de dos o más medicamentos, los médicos pueden aumentar de 50 por ciento a 80 por ciento el número de pacientes que responden positivamente a las medicinas para la presión arterial alta. Una ventaja de la terapia de combinación es que generalmente toma dosis más pequeñas de cada medicamento. Esto reduce el riesgo de efectos secundarios.

Cuando se utiliza la terapia de combinación, el médico busca medicinas que aumenten la eficacia o disminuyan los efectos secundarios del otro medicamento. Un diurético, por ejemplo, puede aumentar la eficacia de los beta-bloqueadores, inhibidores de la ECA y antagonistas de los receptores de la angiotensina II (vea "Combinaciones" en la página siguiente).

Cómo encontrar el medicamento adecuado

El objetivo debe ser encontrar un medicamento o combinación de medicamentos que reduzca la presión arterial a un nivel normal sin efectos secundarios intolerables. Casi todos los pacientes que toman medicamentos para la presión arterial pueden eventualmente encontrar un régimen de medicamentos que les permite sentirse bien y estar activos, y con pocos o ningún efecto secundario.

Además de la eficacia de un medicamento, el médico toma en cuenta estos factores para determinar cuál es el medicamento adecuado:

Su tolerancia al medicamento. Si tomar un determinado medicamento produce efectos secundarios desagradables, como impotencia, dolor de cabeza o fatiga, es probable que no sea el mejor medicamento para usted.

Combinaciones

Es frecuente que se combinen dos medicamentos en la misma tableta o cápsula. Algunos ejemplos de medicamentos para la presión arterial alta en los cuales se combinan dos medicinas en una tableta, se enumeran aquí.

Combinaciones de un diurético y un beta-bloqueador:
- Bendroflumetiazida y nadolol
- Clortalidona y atenolol
- Hidroclorotiazida y bisoprolol
- Hidroclorotiazida y propranolol
- Hidroclorotiazida y metoprolol

Combinaciones de un diurético y un inhibidor de la ECA:
- Hidroclorotiazida y benazepril
- Hidroclorotiazida y captopril
- Hidroclorotiazida y enalapril
- Hidroclorotiazida y lisinopril

Combinaciones de un diurético y un antagonista de los receptores de la antiogensina II:
- Hidroclorotiazida y losartan potásico
- Hidroclorotiazida y valsartán

Combinaciones de dos diuréticos:
- Amilorida e hidroclorotiazida
- Espironolactona e hidroclorotiazida
- Triamterene e hidroclorotiazida

Combinaciones de un antagonista del calcio y un inhibidor de la ECA.
- Amlodipina y benazepril
- Diltiazem y enalapril
- Verapamil y trandolapril
- Felodipina y enalapril

De hecho, los efectos secundarios del medicamento pueden parecer peores que la presión arterial alta, que no produce síntomas aparentes. Pero no deje de tomar el medicamento usted mismo. Hable con su médico.

El cumplimiento con la prescripción. Si un determinado medicamento es bastante complicado de tomar y usted tiene un horario muy ocupado, es posible que olvide tomarlo. Debido a que es vital que tome su medicamento adecuadamente, la prescripción del médico debe adaptarse a su estilo de vida.

La capacidad para comprar el medicamento. Algunos pacientes no tienen seguro médico o recursos económicos para comprar las medicinas. Un medicamento no tiene ningún beneficio si no lo puede tomar correctamente porque no puede comprarlo.

Una mirada al futuro

Inclusive con la amplia variedad de medicamentos para la presión arterial actualmente en uso, los investigadores y las compañías farmacéuticas continúan buscando nuevas medicinas que sean más eficaces y tengan menos efectos secundarios.

Investigación de medicamentos

Algunos de los medicamentos que se están investigando incluyen:

Inhibidores dobles de metaloproteasas. Bloquean una sustancia que contrae las arterias y aumentan otra que las dilata. Los investigadores piensan que estos medicamentos podrían ser más eficaces que los inhibidores de la ECA, disminuyendo la presión arterial hasta en 80 por ciento de los pacientes con presión arterial alta.

Inhibidores de la endotelina. Estos medicamentos evitan que un potente constrictor de los vasos sanguíneos llamado ET-1 llegue a los músculos de las paredes de los vasos sanguíneos.

Inhibidores de la depuración del péptido natriurético. Ayudan a asegurar que ciertos compuestos que combaten la presión arterial alta permanezcan en el cuerpo.

Inhibidores de la renina. Los medicamentos bloquean el desarrollo de la enzima renina, necesaria para producir angiotensina II, un potente constrictor de los vasos sanguíneos.

Para mayor información sobre medicamentos, visite Mayo Clinic Health Oasis

Los medicamentos para la presión arterial se están desarrollando y comercializando continuamente. Para información sobre los nuevos medicamentos o aprender más de los ya disponibles, visite nuestro sitio en la Red *www.mayohealth.org*.

Antagonistas de la vasopresina. Este tipo de medicamento evita que los vasos sanguíneos se contraigan en relación con la retención de sodio. Si se aprueba, el medicamento podría ser particularmente útil para los pacientes sensibles al sodio.

Investigación de genes

En 95 por ciento de los pacientes con presión arterial alta, la causa específica del trastorno es desconocida. Parte de la investigación que se está realizando involucra identificar los genes que pueden precipitar la enfermedad.

La investigación inicial indica que la presión arterial alta es una enfermedad compleja que no sigue las reglas clásicas de la herencia. En lugar de derivar de un gen anormal, parece ser un trastorno multifacético que involucra la interacción de varios genes. Además, los factores ambientales, incluyendo el peso, el consumo de sodio y la actividad física, parecen también desempeñar un papel en la interacción de los genes.

Sin embargo, si la investigación de los genes tiene éxito, los resultados podrían algún día conducir al desarrollo de nuevos medicamentos para prevenir la presión arterial alta controlando genes específicos.

Resumen

Puntos claves para recordar de este capítulo:

- Puede necesitar medicina si los cambios en el estilo de vida no son eficaces, si tiene la presión arterial muy elevada o si tiene otro trastorno médico que pudiera beneficiarse con el uso del medicamento.
- La mitad de los pacientes con presión arterial alta que necesitan medicina puede controlar la presión arterial con un solo medicamento. Otros necesitan una combinación de dos o tres medicamentos.
- A menudo se prescribe un diurético o un beta-bloqueador para la presión arterial alta no complicada por su historial de éxito comprobado.
- La mayoría de los pacientes que toman medicamentos para la presión arterial tiene sólo mínimas molestias por los efectos secundarios.
- Encontrar el medicamento adecuado o la combinación de medicamentos para controlar la presión arterial puede requerir tiempo y paciencia.

Capítulo 11

Situaciones especiales

L a presión arterial alta se desarrolla más frecuentemente entre los 30 y 60 años de edad, pero no tiene límites. Puede afectar a cualquier persona y a cualquier edad. La presión arterial está influida también por el sexo, raza y otros problemas médicos. Cuando se decide la mejor forma de tratar o prevenir la presión arterial alta, deben de tomarse en cuenta todos estos factores.

Este capítulo se refiere a las situaciones especiales de las mujeres, al manejo de la presión arterial alta en poblaciones y grupos específicos, al tratamiento de la presión arterial alta difícil de controlar y al tratamiento de una urgencia hipertensiva.

Aspectos importantes para las mujeres

Estudios previos sobre el desarrollo y tratamiento de la presión alta han involucrado principalmente a los hombres. Sin embargo, aproximadamente 60 por ciento de todos los pacientes diagnosticados con presión alta son mujeres.

Al hacerse aparente que las mujeres pueden responder en forma diferente al medicamento y que a menudo desarrollan la enfermedad por diferentes razones y en diferentes momentos en su vida, más estudios se están enfocando ahora específicamente en los aspectos que afectan a las mujeres.

Anticonceptivos orales

Los anticonceptivos orales ("la píldora") son una forma frecuente de control de la natalidad. Contienen pequeñas cantidades de las hormonas estrógenos y progestágenos para prevenir el embarazo.

Cuando aparecieron por primera vez en el mercado los anticonceptivos orales hace algunas décadas, tenían dosis mucho mayores de estrógenos y progestágenos que ahora. En ese tiempo, 5 por ciento de las mujeres que tomaban anticonceptivos orales desarrollaba presión arterial alta. Actualmente, la dosis de las hormonas en los anticonceptivos orales es un 80 por ciento menor que en las versiones iniciales, y la presión arterial alta por los anticonceptivos orales es rara. Pueden hacer que la presión sistólica aumente ligeramente, pero el incremento generalmente es tan pequeño que no hay razón para preocuparse.

Si usted es de las pocas mujeres cuya presión arterial aumenta significativamente con el uso de un anticonceptivo oral, el médico puede recomendarle que deje de tomar la píldora. En unos cuantos meses su presión arterial debe regresar a lo normal. Si no es posible otro método de control de la natalidad y usted quiere continuar tomando la píldora, necesita tomar algunas medidas para disminuir la presión arterial mediante cambios en el estilo de vida y posiblemente medicinas.

Embarazo

Es bastante posible en las mujeres que tienen presión arterial alta tener un embarazo y parto normal. Sin embargo, si tiene presión arterial alta, tiene un mayor riesgo de complicaciones durante el embarazo que pueden afectarla a usted y a su hijo que aún no nace.

El médico puede querer monitorizar su embarazo y la presión arterial muy de cerca, especialmente en los últimos tres meses (tercer trimestre), cuando hay mayor probabilidad de ocurrir las complicaciones.

Es poco frecuente, pero posible, que las complicaciones para la madre incluyan edema, insuficiencia cardíaca, convulsiones, disminución de la función renal o hepática, cambios en la visión y hemorragias. Las posibles complicaciones para su hijo que no nace aún incluyen retardo en el crecimiento, mayor riesgo de separación de la placenta de la pared uterina y mayor riesgo de disminución del oxígeno durante el trabajo de parto.

Hable con el médico respecto a los posibles riesgos para la salud antes de embarazarse. Puede cambiar el medicamento porque algunas medicinas para la presión arterial no deben tomarse durante los primeros tres meses del embarazo. Además, informe al médico en cuanto se embarace.

Si usted ve a un médico diferente durante su embarazo, asegúrese de mencionar en la primera consulta que tiene la presión arterial alta. Debido a que la presión arterial normalmente disminuye durante el periodo inicial y medio del embarazo, un médico que no esté familiarizado con su historia clínica puede no darse cuenta que tiene presión arterial alta.

Si tiene presión arterial alta grado 2 o grado 3, el médico probablemente le recomiende que continúe tomando su medicamento mientras está embarazada. El beneficio que usted recibe del manejo de su presión arterial con medicamentos excede el riesgo de los efectos secundarios sobre el bebé en desarrollo.

Si usted tiene presión arterial alta grado 1, discuta los beneficios y desventajas de tomar medicinas con el médico. Para la presión arterial ligeramente elevada, no es claro que los beneficios de continuar el medicamento excedan los riesgos posibles para su bebé.

En las mujeres que necesitan tomar medicamentos durante el embarazo, se utiliza algunas veces el medicamento de acción central metildopa. Los beta-bloqueadores pueden prescribirse también en ciertas situaciones. Los inhibidores de la enzima convertidora de la angiotensina (ECA) y los bloqueadores de los receptores de la angiotensina II no deben tomarse durante el embarazo porque pueden retrasar el crecimiento del feto, causar anomalías congénitas y posiblemente ser mortales para el bebé.

Presión arterial alta inducida por el embarazo

Un pequeño porcentaje de mujeres desarrolla presión arterial alta durante el embarazo. Este trastorno es algunas veces llamado hipertensión gestacional. Acontece con mayor frecuencia durante las etapas tardías del embarazo, y en la mayoría de los casos el incremento es leve. Una vez que el embarazo termina, la presión arterial regresa a lo normal.

Si usted desarrolla presión arterial alta inducida por el embarazo –especialmente si tiene presión arterial alta grado 1– generalmente no es necesario tomar medicamentos. Pero puede necesitar limitar el consumo de sodio y seguir una dieta que dé importancia a los granos, frutas, vegetales y productos lácteos bajos en grasa, alimentos que ayudan a controlar la presión arterial alta.

Sólo si la presión arterial aumenta significativamente, poniendo a su salud o la del bebé en riesgo, se recomiendan medicinas.

En la mayoría de los casos, la presión arterial inducida por el embarazo es un signo de una de dos cosas: Es un indicador temprano de que probablemente desarrolle presión arterial alta más tarde en la vida, o es una advertencia temprana de un trastorno llamado preeclampsia.

Preeclampsia

La preeclampsia ocurre aproximadamente en 25 por ciento de las mujeres que desarrollan presión arterial alta inducida por el embarazo, típicamente después de la semana 20 del embarazo. Se caracteriza por presión arterial alta, edema de las manos y cara, y una gran cantidad de proteínas en la orina. Si no se trata, puede llevar a complicaciones severas, inclusive mortales.

En un tiempo la preeclampsia fue llamada toxemia porque se pensaba que era el resultado de una toxina en el torrente sanguíneo. Los médicos saben ahora que no es responsable una toxina. Sin embargo, se desconoce la causa exacta de le preeclampsia. Sin embargo, ciertos factores pueden aumentar su riesgo de desarrollar preeclampsia. Incluyen:

- El primer embarazo
- Antecedentes familiares de preeclampsia
- Embarazo gemelar
- Diabetes
- Problemas renales antes del embarazo
- Embarazo en la adolescencia temprana o después de los 40 años

Una razón importante por la que su presión arterial se determina en cada visita con el médico durante el embarazo es que las mujeres que desarrollan preeclampsia a menudo no tienen síntomas al principio. Cuando aparecen, el trastorno a menudo está avanzado. Además del edema y el aumento de proteínas en la orina, puede presentar un aumento súbito de peso de más de 1 kilogramo en una semana o 2.5 kilogramos en un mes. Otros signos y síntomas pueden incluir dolores de cabeza, problemas visuales y dolor en el abdomen superior.

La presión arterial y orina se examinan regularmente. El médico puede querer también practicar pruebas de sangre para verificar la cuenta de plaquetas y ver cómo está funcionando el hígado y riñones. Una cuenta baja de plaquetas y el aumento de enzimas hepáticas indican una forma severa de preeclampsia llamada síndrome de HELLP (hemólisis, enzimas hepáticas elevadas, cuenta de plaquetas baja).

La eclampsia severa requiere que permanezca en el hospital. Su salud y la del bebé se monitorizan continuamente. Puede también recibir sulfato de magnesio, que aumenta el flujo sanguíneo al útero y ayuda a prevenir convulsiones. Si las pruebas indican que la salud del bebé puede estar en riesgo significativo, puede ser necesario inducirse parto o practicar cesárea.

La preeclampsia leve a menudo puede manejarse en casa con reposo en cama. Se le pedirá que se acueste del lado izquierdo para permitir un flujo de sangre más libre a la placenta. El médico la verá frecuentemente para verificar la presión arterial y la orina, solicitar pruebas de sangre y examinar el estado del bebé. Puede necesitar verificar la presión arterial regularmente en casa.

Después del parto la presión arterial debe regresar a lo normal en unos días o semanas. Si la presión arterial sigue todavía siendo grado 2 o grado 3 cuando sale del hospital, puede necesitar medicinas para la presión arterial. La mayoría de las mujeres puede disminuir gradualmente la medicina hasta suspenderla unos meses después.

Eclampsia

La eclampsia es un trastorno que pone en peligro la vida, que puede desarrollarse cundo no se controlan los síntomas de preeclampsia. La incidencia de eclampsia es aproximadamente de uno de cada 1 500 embarazos.

La eclampsia puede dañar permanentemente el cerebro, hígado o riñones, y puede ser mortal para usted y el bebé. Los síntomas de eclampsia incluyen:

- Dolor en el lado derecho y superior del abdomen
- Dolor de cabeza y problemas visuales, incluyendo luces brillantes
- Convulsiones severas
- Pérdida de la conciencia

Terapia hormonal de reemplazo

A diferencia de los anticonceptivos orales –en los cuales las hormonas estrógenos y progestágenos pueden aumentar ligeramente la presión arterial– en la terapia hormonal de reemplazo estas hormonas no aumentan la presión arterial. De acuerdo a algunos estudios, la terapia hormonal de reemplazo puede inclusive disminuir la presión arterial un grado mínimo.

La diferencia se relaciona principalmente con el nivel de estrógenos. La terapia hormonal de reemplazo contiene dosis considerablemente menores de estrógenos que los anticonceptivos orales. Otra razón puede ser que la terapia hormonal de reemplazo tiene diferentes tipos de progestágenos.

La terapia hormonal de reemplazo se prescribe a menudo a mujeres después de la menopausia para reducir el riesgo de enfermedad cardiovascular y atenuar los síntomas menopáusicos, como los bochornos y la resequedad vaginal. Tanto si es sana como si tiene presión arterial alta, puede recibir la terapia hormonal de reemplazo sin preocupación de que su presión arterial aumente. Si le han practicado una histerectomía, necesita tomar sólo estrógenos.

Presión arterial alta en niños

Los bebés nacen con presión arterial baja que aumenta rápidamente en los primeros meses de la vida. Durante la infancia la presión arterial continúa aumentando lentamente hasta llegar a la adolescencia, cuando alcanza un nivel similar al adulto.

La presión arterial generalmente no se mide en los infantes y niños pequeños porque es difícil determinarla con precisión. Sin embargo, una vez que el niño llega a los tres años de edad, el médico verifica su presión arterial en cada visita.

Se utiliza un método diferente para determinar la presión alta en niños que en adultos. La presión arterial del niño es relacionada con percentilas, tomando en cuenta su edad y estatura. En cualquier edad, los niños más altos tienden a tener mayor presión arterial que los niños menos altos o de estatura promedio. Una lectura por arriba de la percentila 95 se considera alta.

La presión arterial alta en niños es rara. Sin embargo, como un número creciente de niños cada vez son menos activos y más obesos, un mayor porcentaje de ellos puede tener el riesgo de desarrollar elevación de la presión arterial en la adolescencia.

Más que en los adultos, la presión arterial alta en los niños indica que algo está mal, y el incremento en la presión arterial es un síntoma del problema. Por esa razón, el médico probablemente practicará varias pruebas para encontrar la razón por la que la presión arterial de su hijo está elevada. Si todos los resultados de las pruebas son normales y todas las posibles causas son descartadas, entonces puede ser que su hijo tenga la presión arterial alta por las mismas tazones que los adultos. Factores tales como la obesidad, una dieta deficiente y la falta de ejercicio pueden llevar a presión arterial alta en niños así como en adultos.

En los niños cuya presión arterial alta no tiene una causa clara, los cambios en el estilo de vida son un tratamiento frecuente. Puede ser difícil para los jóvenes seguir una dieta y un plan de ejercicio, especialmente para los adolescentes que quieren controlar su propio estilo de vida. Pero es importante destacar que estos cambios son muy importantes para la salud futura de su hijo. La presión arterial alta en los niños que se ignora o no se controla puede llevar a problemas del corazón o de la visión.

El médico puede prescribir medicinas si la presión arterial de su hijo es bastante alta o si los cambios en el estilo de vida no tienen resultado. Las mismas medicinas que se utilizan para controlar la presión arterial alta en los adultos se usan en los niños, sólo que en dosis más bajas. En algunas situaciones específicas la presión arterial alta en los niños puede curarse con cirugía.

Presión arterial alta en adultos de edad avanzada

Hubo un tiempo en que la presión arterial alta en los adultos de edad avanzada era ignorada porque se pensaba que no era un problema. Sin embargo, en estudios recientes se ha encontrado que independientemente de la edad, controlar la presión arterial alta puede reducir el riesgo de accidente vascular cerebral o ataque cardíaco y posiblemente añadir años a su vida.

Con la edad, la presión diastólica disminuye ligeramente, pero la presión sistólica a menudo aumenta. Esto se debe a que los vasos sanguíneos se hacen más rígidos al avanzar la edad, haciendo que el corazón tenga que trabajar más para bombear la sangre a todo el cuerpo. Los vasos simplemente no pueden adaptarse para acomodar la misma cantidad de sangre, por lo que la presión sobre las paredes arteriales es mayor.

Si la presión sistólica aumenta a 160 mm Hg o más y la presión diastólica permanece normal, usted puede tener un trastorno llamado hipertensión sistólica aislada (HSA). Aproximadamente la mitad de adultos de edad avanzada con presión arterial alta tiene este trastorno.

Los médicos eran antes reacios a tratar la hipertensión sistólica aislada porque creían que era un resultado normal del envejecimiento. Sin embargo, un estudio de cinco años encontró que tratando esta forma de presión arterial alta se pueden prevenir 24 000 accidentes vasculares cerebrales y 50 000 problemas cardiovasculares severos, incluyendo ataques cardíacos, cada año. Otro estudio en Europa encontró 40 por ciento de reducción de los accidentes vasculares cerebrales en pacientes tratados de hipertensión sistólica aislada.

Si usted tiene sobrepeso, la reducción de peso y caminar diariamente para permanecer activo puede ayudar a reducir la presión arterial. Debido que puede volverse más sensible al sodio con la edad, limitar el consumo de sodio a no más de 2 400 miligramos al día puede ayudar también a controlar la presión arterial alta.

Si necesita medicina, un diurético, un antagonista del calcio o un diurético combinado con un beta-bloqueador es a menudo más eficaz en los adultos de edad avanzada.

Presión arterial alta y grupos étnicos

Desde 1932 los investigadores notaron una diferencia en la presión arterial entre los blancos y los negros de ascendencia afroamericana que vivían en Nueva Orleans. La presión arterial en 6 000 negros del sexo masculino fue 7 mm Hg mayor que en un grupo de 8 000 blancos del sexo masculino.

Si usted es negro, tiene el doble de probabilidad de desarrollar presión arterial alta que si es blanco. También tiene mayor probabilidad de desarrollar complicaciones severas de la enfermedad o morir por un accidente vascular cerebral o un ataque cardíaco relacionado con la presión arterial elevada. Uno de los factores es un menor acceso a la atención médica.

Las buenas noticias, sin embargo, son que con tratamiento médico adecuado, los accidentes vasculares cerebrales y ataques cardíacos debido a la presión arterial alta pueden reducirse igual en los negros que en los blancos.

El primer medicamento de elección si usted es negro –y el más eficaz a menudo– es un diurético. Sin embargo, debido a que los negros tienden a presentar presión arterial elevada más severa, pueden necesitar otra medicina además de un diurético para controlar su trastorno.

Los negros no son el único grupo étnico con riesgo elevado de que aumente su presión arterial. La prevalencia de presión arterial alta en algunas poblaciones de indios americanos es mayor que en los blancos. La población de ascendencia hispana tiene aproximadamente la misma incidencia de presión arterial alta que los blancos. En algunas áreas, la incidencia es ligeramente menor que en los blancos.

Presión arterial alta y otras enfermedades

A menudo la presión arterial alta se acompaña de otros trastornos médicos que hacen más difícil tratarla y controlarla. Si tiene otras enfermedades crónicas además de la presión arterial alta, es especialmente importante que vea al médico regularmente.

Problemas cardiovasculares

Los trastornos cardiovasculares que coexisten a menudo con la presión arterial alta incluyen:

Arritmia. La presión arterial alta puede hacer que el corazón esté latiendo con un ritmo irregular. Se tiene mayor riesgo de desarrollar este trastorno si la sangre contiene niveles bajos de potasio o magnesio.

Para controlar o prevenir la arritmia, consuma en abundancia alimentos que contienen potasio y magnesio. Si esto no ayuda, el médico puede recomendarle suplementos para mantener el nivel de potasio y magnesio normal.

Arteriosclerosis y aterosclerosis. Si tiene uno o ambos trastornos, que hacen que las arterias se vuelvan rígidas o estrechas, el médico puede prescribir una dosis baja de un diurético tiazídico o de un beta-bloqueador para reducir el volumen del flujo de sangre a través de las arterias.

Insuficiencia cardíaca. La insuficiencia cardíaca hace que desarrolle un corazón grande y débil, que tiene dificultad para bombear la sangre para satisfacer las demandas del cuerpo. En algunos casos esto puede hacer que el líquido se acumule en los pulmones o en los pies y piernas.

Con mayor frecuencia se prescribe un inhibidor de la ECA y diuréticos si usted tiene insuficiencia cardíaca además de elevación de la presión arterial. Los inhibidores de la ECA disminuyen la presión arterial dilatando los vasos sanguíneos, sin interferir con la acción de bombeo del corazón. Los diuréticos pueden disminuir la acumulación de líquido. En algunos casos específicos, un beta-bloqueador puede ser apropiado.

Cardiopatía coronaria. Si tiene la presión arterial alta, tiene 50 por ciento de probabilidades que las arterias mayores que llegan al corazón (coronarias) estén dañadas también. El daño a estas arterias aumenta el riesgo de un ataque al corazón.

Los beta-bloqueadores y los inhibidores de la ECA son a menudo los medicamentos de elección para los pacientes con presión arterial alta y cardiopatía coronaria porque demás de disminuir su presión arterial, reducen su riesgo de un ataque al corazón. Si ha tenido ya un ataque cardíaco, los beta-bloqueadores pueden reducir el riesgo de un segundo ataque cardíaco.

Diabetes

La presión arterial alta es casi dos veces más frecuente en personas con diabetes. Si usted es negro, sus probabilidades de tener diabetes y presión arterial alta son el doble que en una persona blanca. Si es hispano, esta probabilidad aumenta a tres veces. Aun cuando los hispanos tienen aproximadamente el mismo riesgo de presión arterial alta que los blancos, su riesgo de diabetes es mucho mayor. Una vez que usted desarrolla diabetes, las probabilidades de desarrollar presión arterial alta aumentan.

Independientemente del grupo étnico, tener diabetes y la presión arterial alta, es un problema serio. Entre 35 y 77 por ciento de todas las complicaciones asociadas a la diabetes pueden atribuirse a la presión arterial alta. La presión arterial alta incrementa también las probabilidades de morir por diabetes.

Si tiene diabetes y presión arterial elevada, el objetivo debe ser disminuir la presión arterial a 130/85 mm Hg o menos.

Si tiene diabetes tipo 2 –el tipo más frecuente que se desarrolla en la vida adulta– si fuma, es importante que deje de fumar, y que lleve una dieta saludable, practique actividad física regularmente y limite el consumo de alcohol. Las mismas características del estilo de vida que conducen a elevación de la presión arterial pueden llevar también a la diabetes tipo 2.

Si usted necesita medicinas para la presión arterial, los inhibidores de la ECA o los bloqueadores de los receptores de la angiotensina II se prescriben más a menudo. Ayudan a proteger los riñones, que se encuentran en alto riesgo de daño por ambas enfermedades. Estas medicinas tienen también una tasa baja de efectos secundarios. Los diuréticos, beta-bloqueadores, antagonistas del calcio o alfa-bloqueadores pueden utilizarse también.

Colesterol elevado

Ochenta por ciento de las personas con presión arterial alta tiene también colesterol elevado. Debido que tanto el colesterol elevado como la presión arterial alta aumentan el riesgo de un ataque cardíaco y accidente vascular cerebral, necesita esforzarse mucho para disminuir el nivel de colesterol, así como el nivel de presión arterial.

Los mismos cambios del estilo de vida que disminuyen la presión arterial disminuyen el colesterol. Sin embargo, aproximadamente la mitad de las personas con colesterol elevado necesita medicina para reducir el nivel de colesterol a lo normal.

En cuanto a las medicinas para la presión arterial, no debe tomar dosis altas de diuréticos tiazídicos y de asa si tiene también colesterol elevado. Puede aumentar su nivel de colesterol y de triglicéridos, otro tipo de grasa de la sangre. Sin embargo, dosis bajas de estos medicamentos no producen los mismos efectos. Las dosis altas de beta-bloqueadores tampoco son una buena elección debido a que pueden reducir el nivel de colesterol "bueno" (lipoproteínas de alta densidad, o HDL), así como aumentar los triglicéridos. Sin embargo, si necesita tomar dosis altas de cualquier tipo, la dieta y las medicinas para el colesterol pueden ayudar a contrarrestar el aumento del colesterol.

Los medicamentos recomendados más a menudo si tiene presión arterial alta y colesterol elevado son los inhibidores de la ECA, los bloqueadores de los receptores de la angiotensina II, los alfa-bloqueadores, los antagonistas del calcio y los agentes que actúan a nivel central.

Enfermedad renal

La presión arterial alta puede llevar a insuficiencia renal crónica, un trastorno en el cual los riñones ya no funcionan. Si tiene enfermedad renal, es importante prevenir un mayor daño a los riñones como resultado de la elevación de la presión arterial.

La insuficiencia renal es de preocupación sobre todo si usted es negro. Los negros tienen una probabilidad casi cuatro veces mayor de insuficiencia renal terminal, que conduce a insuficiencia renal irreversible, y finalmente, la muerte.

Su objetivo debe ser reducir su presión arterial por debajo de 130/ 85 mm Hg. Una vez que su presión arterial está por debajo de este nivel, el deterioro de la función renal se hace más lento.

Los inhibidores de la ECA a menudo son el mejor medicamento para prevenir un mayor daño a los riñones. Sin embargo, no se recomiendan con enfermedad severa y no son eficaces en los negros. En los negros, los inhibidores de la ECA se combinan frecuentemente con un diurético o un antagonista del calcio.

Presión arterial alta difícil de controlar

¿Qué hacer si ha estado siguiendo las órdenes del médico y tomando la medicina, pero no ha podido disminuir la presión arterial?

Podría ser que usted es del 5 a 10 por ciento de los pacientes que tienen elevación de la presión arterial "resistente" o "refractaria", lo que significa elevación de la presión arterial que resiste al tratamiento. La presión arterial alta resistente se define como la presión arterial que no puede disminuirse por debajo de 140/90 mm Hg utilizando una combinación de tres tipos diferentes de medicamentos.

Es raro que un medicamento no disminuya la presión arterial elevada. A menudo sólo se necesita tiempo y experimentar con diferentes medicamentos para encontrar la combinación de medicinas que funciona mejor.

Si el medicamento no está funcionando, muchas veces el primer paso es intentar un tipo diferente de medicamento. Algunos medicamentos funcionan mejor en algunas personas que en otras. El siguiente paso puede ser agregar otro medicamento, tal vez inclusive un tercero. Los medicamentos a menudo tienen efectos más potentes sobre la presión arterial cuando funcionan juntos que cuando funcionan solos. Raras veces alguien empieza tomando tres diferentes medicamentos, pero algunas veces este enfoque puede ser necesario.

A menudo la elevación de la presión arterial resistente se debe a no hacer los cambios necesarios en su estilo de vida. Si la presión arterial no responde al tratamiento con medicamentos, formúlese las siguientes preguntas:

- *¿He estado tomando la medicina exactamente como se me prescribió?* Usted necesita tomar la medicina como lo ordenó el médico o puede no funcionar. Si usted cree que las tabletas cuestan demasiado, o si usted encuentra que el régimen es muy difícil de seguir, hable con el médico. A menudo se pueden encontrar medicamentos menos costosos o medicamentos que se toman una una vez al día. También es importante que informe al médico los medicamentos que usted toma, incluyendo los productos que se pueden obtener sin receta. Podrían estar interfiriendo con los medicamentos para la presión arterial.
- *¿He disminuido el sodio?* Recuerde, esto no significa la sal de mesa únicamente. Inclusive si no está agregando sal a sus alimentos, puede estar consumiendo alimentos procesados con demasiado sodio.
- *¿Estoy tomando demasiado alcohol?* El alcohol puede mantener elevada la presión arterial, especialmente si consume grandes cantidades en intervalos cortos. Su medicamento puede no ser suficiente para combatir los efectos del alcohol.
- *¿He tratado seriamente de dejar de fumar?* Como el alcohol, el tabaco puede mantener la presión arterial elevada si fuma frecuentemente.
- *¿He aumentado de peso?* Generalmente la

¿Son sus lecturas de la presión engañosas?

En casos raros, la presión arterial alta resistente puede ser el resultado de un error de diagnóstico. Dos trastornos pueden hacer que la presión arterial parezca más alta de lo que realmente es. Estos trastornos son:

- Pseudohipertensión
- Hipertensión de "bata blanca".

Vea capítulo 3 (páginas 29 y 31) para mayores detalles sobre estos trastornos.

reducción de peso disminuye la presión arterial. Un aumento
significativo de peso puede aumentarla y hacer más difícil
controlarla.

- *¿He estado durmiendo bien?* Un trastorno llamado apnea
del sueño puede aumentar la presión arterial. Ocurre más
frecuentemente en adultos mayores. La gente con apnea
del sueño deja de respirar periodos cortos durante la noche.
Esto estresa el corazón y puede aumentar la presión arterial.
Tratando este trastorno puede reducirse la presión arterial

Si usted, junto con el médico, han agotado estas posibilidades,
tiene un par de opciones. Para empezar, necesita considerar
aumentar los cambios positivos en el estilo de vida. Si puede
caminar otra cuadra, bajar 1/2 kilogramo de peso o mejorar más
la dieta, su presión arterial puede hacerse menos resistente al
tratamiento.

Las otras opciones incluyen agregar un cuarto medicamento al
régimen diario o aumentar la dosis de su medicamento actual. El riesgo
es el aumento de efectos secundarios.

Urgencias de la presión arterial alta

A lo largo de este libro usted ha leído cómo la presión arterial
elevada puede erosionar su salud afectando su cuerpo y dañando
gradualmente sus órganos. Sin embargo, algunas veces la presión
arterial elevada puede repentinamente poner en peligro la vida,
requiriendo atención inmediata. Cuando esto acontece, es una urgencia
hipertensiva.

Las urgencias hipertensivas son raras. Ocurren cuando la presión
arterial aumenta a un nivel peligrosamente elevado y se acompaña de
otros síntomas severos (vea "Signos de una urgencia"). Generalmente,
una lectura de 180/110 mm Hg o más se considera peligrosamente alto.
Sin embargo, si tiene usted otro trastorno médico, elevaciones menores
de la presión arterial pueden precipitar también una urgencia
hipertensiva.

Para prevenir el daño a órganos, la presión arterial necesita
disminuirse rápida pero gradualmente. Disminuirla demasiado aprisa
puede interferir con el flujo de sangre normal, resultando posiblemente
en muy poca sangre para el corazón, cerebro y otros órganos.

La razón más simple de un aumento peligroso de la presión
arterial es que ha olvidado tomar las medicinas y el cuerpo está
reaccionando a ese olvido.

Otras posibles causas incluyen:

- Accidente vascular cerebral
- Ataque cardíaco
- Insuficiencia cardíaca
- Insuficiencia renal
- Ruptura de la aorta
- Interacción entre los medicamentos de la presión arterial y otros medicamentos
- Eclampsia (vea página 132)

Signos de una urgencia

Además de la presión arterial peligrosamente elevada, los síntomas que a menudo señalan urgencia hipertensiva incluyen:

- Dolor de cabeza intenso acompañado de confusión y visión borrosa

- Dolor de pecho intenso

- Falta de aire marcada

- Náusea y vómito

- Convulsiones

- Falta de respuesta

No tome líquidos ni coma nada; acuéstese hasta que llegue la ayuda de urgencia o que usted llegue al hospital.

Urgencia *vs.* emergencia

Si por lo menos tres determinaciones de la presión arterial tomadas con unos minutos de diferencia producen lecturas de 180/110 mm Hg o más, pero no presenta ningún otro síntoma, contacte a su médico o a otro profesional de la salud inmediatamente. Si esto no es posible, vaya al hospital más cercano.

Aunque una presión arterial de 180/110 mm Hg sola no se considera una emergencia, es importante que sea valorado tan pronto como sea posible. Si se dejan sin tratamiento unas horas, presiones como éstas podrían llevar posiblemente a una emergencia.

Resumen

Puntos claves para recordar de este capítulo:

- Los anticonceptivos orales más nuevos y la terapia hormonal de reemplazo raras veces producen o agravan la presión arterial alta.
- La presión arterial elevada durante el embarazo necesita ser monitorizada cuidadosamente. Puede ser un síntoma de un trastorno llamado preeclampsia. Si no se trata, la preeclampsia puede llevar a eclampsia, que pone en peligro la vida.
- La presión arterial alta en los niños es rara. Más a menudo que en los adultos, puede ser un síntoma de otro problema de salud.
- Hay beneficios de tratar la presión arterial alta a cualquier edad.
- Los negros tienen el doble de incidencia de presión arterial alta y más complicaciones. Algunas poblaciones de indios americanos tienen también mayores tasas de presión arterial alta.
- La presión arterial alta asociada a diabetes, colesterol elevado, enfermedad cardiovascular o enfermedad renal requiere tratamiento agresivo.
- La presión arterial peligrosamente alta acompañada de otros síntomas necesita tratamiento inmediato.

Capítulo 12

Permanecer controlado

L a presión arterial alta no es una enfermedad que pueda tratar
y luego ignorar. Es un trastorno que necesita manejar el resto de su
vida. Esto puede ser algunas veces difícil porque no siente ni ve
nada malo. Con muchas enfermedades, como la artritis o las alergias,
los síntomas hacen que busque tratamiento. Se siente el dolor de las
articulaciones artríticas. Usted presenta estornudos, comezón en los ojos
y tos. El control viene naturalmente porque quiere que estos síntomas
desaparezcan.

La falta de síntomas es la razón por la que las personas con presión
arterial alta a menudo no toman los pasos necesarios para tratar la
enfermedad y por la que sólo aproximadamente uno de cada cuatro
estadounidenses con presión arterial alta tienen controlado el trastorno.

Manejar la presión arterial alta –midiendo su presión arterial en casa,
tomando los medicamentos adecuadamente, haciendo visitas regulares al
médico– es esencial. Puede aumentar significativamente sus probabilidades
de vivir una vida más larga, más sana, a pesar de la presión arterial alta.

Monitorización en casa

El consultorio del médico no es el único lugar para determinar la presión
arterial. Puede hacerlo usted mismo en casa.

Se dispone de monitores para la presión arterial en los lugares que
venden artículos médicos y en muchas farmacias. No son difíciles de
usar, especialmente una vez que se tiene un poco de práctica.

Beneficios de la monitorización en casa

La determinación de la presión arterial en casa puede ayudar a:

Valorar su tratamiento. Debido a que la presión arterial alta no tiene
síntomas, la única forma de asegurarse que los cambios en el estilo de vida

o las medicinas están funcionando es verificar la presión arterial regularmente.

Favorecer un mejor control. Cuando usted toma la iniciativa de medir su propia presión arterial, este acto responsable tiende a repercutir sobre otras áreas. Puede proporcionarle un incentivo agregado para comer más saludablemente, aumentar su nivel de actividad y tomar los medicamentos apropiadamente.

Identificar la hipertensión de "bata blanca". Simplemente ir al consultorio del médico puede hacer que algunas personas estén nerviosas, aumentando la presión arterial. La monitorización en casa puede ayudar a determinar si tiene verdadera presión arterial alta o hipertensión de bata blanca.

Ahorrar dinero. La monitorización en casa le ahorra el costo de ir al consultorio del médico para que le tomen la presión arterial. Esto es especialmente cierto cuando empieza a tomar medicamentos o cuando el médico ajusta su medicina. En estos casos, la determinación frecuente ayuda a asegurar un mejor control.

Tipos de monitores de la presión arterial

No todos los monitores de la presión arterial son iguales. Algunos son más fáciles de usar. Otros son más confiables, y algunos son inexactos y un desperdicio de dinero.

Existen monitores para la presión arterial en estos tipos:

Modelos de columna de mercurio. Estos monitores tienen escalas de vidrio largas que parecen termómetros de gran tamaño. A menudo los ve en hospitales y en los consultorios de los médicos, son los más exactos, el estándar por el cual se juzgan todos los demás monitores.

Los modelos de columna de mercurio miden qué tan alto empuja la presión arterial a la columna de mercurio dentro de la escala de vidrio. La ventaja de los monitores de columna de mercurio es que no necesitan ajustarse (calibrarse) para asegurar su precisión.

Pero este tipo de monitor puede ser difícil de usar, especialmente si tiene problemas para oír o para usar las manos. Los modelos convencionales requieren un estetoscopio para escuchar los latidos del corazón y un bulbo manual para inflar el manguito de la presión arterial. Algunos monitores de columna de mercurio vienen con el estetoscopio integrado.

Los monitores de columna de mercurio deben colocarse en una superficie plana durante la determinación y leerse al nivel de los ojos.

Modelos de manómetro de resorte. Estos monitores tienen una carátula redonda activada por un manómetro de resorte. Cada grado que se mueve la aguja en la carátula está calibrado para un milímetro de mercurio.

Los profesionales de la salud a menudo recomiendan los modelos de resorte porque son poco costosos y fáciles de llevar. Además, algunos manómetros son extra grandes, para mayor facilidad de la lectura, y algunos modelos tienen estetoscopio integrado para facilitar su uso.

Una desventaja es que usted necesita verificar la precisión del monitor cada año comparándolo con un modelo de columna de mercurio. Usted puede hacer esto llevando su monitor al consultorio del médico. Si la lectura tiene una diferencia de más de 4 milímetros, debe reemplazar el aparato.

Como los modelos de columna de mercurio, los monitores convencionales de resorte no se recomiendan si tiene problemas para oír o poca destreza con las manos. También requieren el uso de un estetoscopio y de un bulbo para inflar.

Modelos electrónicos. También llamados monitores digitales, estos modelos son los más populares y los más fáciles de usar. Son también los más costosos. Los precios pueden llegar hasta 160 dólares, en comparación con 30 dólares para el modelo de manómetro de resorte convencional.

Los monitores electrónicos para la presión arterial generalmente requieren que haga sólo dos cosas: Colocar el manguito en el brazo y presionar un botón. El manguito se infla automáticamente y luego se desinfla lentamente. Sensores internos detectan la presión arterial y despliegan la medición en una pantalla digital.

Para tener una lectura precisa, coloque el sensor sobre la arteria principal (braquial) del brazo. Es importante también que el manguito se adapte apropiadamente. Haga que el médico o algún otro profesional de la atención de la salud mida su brazo y determine el tamaño adecuado del manguito para usted.

Igual que los modelos de manómetro de resorte, necesita verificar la precisión del monitor por lo menos una vez al año. Los monitores electrónicos son menos exactos que los tipos previos y se estropean más facilmente.

Si usted tiene un ritmo cardíaco irregular, no debe usar un monitor electrónico porque tendrá una lectura inexacta.

Monitores en el dedo o la muñeca. Para hacer los monitores más compactos y fáciles de usar, algunos proveedores han fabricado modelos que miden fácilmente la presión arterial en la muñeca o en el dedo, en lugar del brazo.

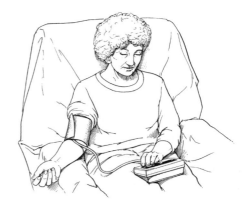

Los monitores electrónicos para la presión arterial son los más populares y los más fáciles de usar. También son los más costosos.

Desafortunadamente, la tecnología de los monitores que se colocan en el dedo no ha tenido resultados con su simplicidad de uso. Evítelos porque no son precisos. Los monitores que se colocan en la muñeca son bastante precisos si se asegura que la muñeca está al nivel del corazón cuando hace la determinación.

Consejos para la monitorización en casa

Aprender a tomar su presión arterial correctamente requiere práctica y un poco de entrenamiento. Después de comprar un monitor para la presión arterial, llévelo al consultorio del médico.

Además de asegurarse que funciona adecuadamente, el médico o algún otro profesional de la salud pueden ayudarle a aprender a usarlo. Algunos sitios médicos proporcionan también clases sobre la forma de tomar la presión arterial. Tenga en mente que si tiene un ritmo cardíaco irregular, es más difícil obtener una lectura precisa.

Para medir con precisión la presión arterial:

• No determine la presión arterial inmediatamente después que se levanta en la mañana. Espere hasta que ha estado activo una hora o más. Si hace ejercicio después de despertar, espere dos horas después del ejercicio para determinar la presión arterial. La presión disminuye temporalmente una o dos horas después del ejercicio.

- Espere por lo menos media hora después de comer, fumar o tomar cafeína o alcohol para determinar la presión arterial. El alimento, el tabaco, la cafeína y el alcohol pueden aumentar la presión.
- Vaya al baño primero. La vejiga llena aumenta la presión arterial ligeramente.
- Siéntese tranquilamente unos cinco minutos antes de tomar la presión arterial.
- Recuerde que la presión arterial varía durante el día. Las lecturas a menudo son un poco más altas en la mañana. Su estado de ánimo puede afectar también su presión arterial. Si ha tenido un día difícil, no se alarme si la presión arterial lo refleja.
- Use una técnica apropiada. Siga estos diez pasos cuanto tome la presión arterial. Si tiene un dispositivo electrónico, algunos pasos no se aplican.

1. Siéntese confortablemente sin cruzar las piernas ni tobillos, con la espalda apoyada en el respaldo de una silla. Descanse el brazo a nivel del corazón en una mesa o en el brazo de una silla. Si es diestro, puede encontrar que es más fácil determinar la presión en el brazo izquierdo y viceversa. Sea consistente en el brazo que usa.

2. Busque el pulso presionando firmemente en el lado interno del codo, por arriba de la flexión. Si no lo puede encontrar, está usted presionando demasiado fuerte o demasiado suave.

3. Envuelva el manguito alrededor del brazo sin ropa, unos cinco centímetros por arriba del codo. La porción inflable del manguito debe envolver completamente el brazo y adaptarse firmemente. Un manguito convencional funciona para la mayoría de los adultos. Está diseñado para una circunferencia de brazo de 23 a 30 centímetros. También están disponibles manguitos más chicos y más grandes.

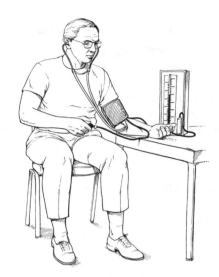

4. Si usa un estetoscopio, coloque el lado plano firme y directamente sobre la arteria principal, inmediatamente por abajo del manguito. Si el monitor tiene un estetoscopio integrado (algunas veces marcado con una flecha), coloque el estetoscopio sobre el área en donde localizó el pulso. Coloque suavemente las ramas del estetoscopio en sus oídos.

5. Coloque el manómetro donde pueda leerlo fácilmente y asegúrese que registra cero antes de inflar el manguito.

6. Apriete el bulbo repetidamente para bombear aire en el manguito. (Use la mano del brazo que no tiene el manguito). Infle el manguito unos 30 milímetros (mm) por arriba de la presión sistólica habitual (cifra superior), luego deténgase. No debe oír el pulso cuando escucha a través del estetoscopio.

7. Dé vuelta al tornillo que libera la válvula y desinfle lentamente el manguito 2 a 3 mm por segundo. Vea el manómetro y escuche cuidadosamente. Cuando oiga el primer ruido del pulso, note la lectura en el manómetro. (La aguja del manómetro puede moverse ligeramente). Ésta es la presión sistólica.

8. Continúe desinflando el manguito. Cuando los ruidos del pulso desaparecen, note la lectura en el manómetro. Ésta es su presión diastólica. En algunas personas el pulso no desaparece completamente, pero se atenúa notoriamente. Esa súbita disminución en el ruido marca la presión diastólica.

9. Espere dos minutos y repita el procedimiento para verificar la precisión. Si tiene problemas en obtener lecturas consistentes, llame al médico. El problema puede ser la técnica o el equipo. También contacte al médico si nota un aumento inusual o persistente de la presión arterial.

10. Lleve un registro de las lecturas de la presión arterial, junto con la hora y fecha, y muéstrelo al médico en la siguiente consulta.

> ### Para crear un registro electrónico, visite Mayo Clinic Health Oasis
> Verifique nuestro sitio en la red *www.mayohealth.org* para ver la forma en que puede llevar un registro de sus determinaciones de la presión arterial en la computadora. Cuando llegue a la siguiente consulta, simplemente imprima una copia y llévela al médico, encontrará el registro de la presión arterial en Heart Center.

Uso inteligente de los medicamentos

Si está tomando medicinas para controlar la presión arterial, recuerde que su eficacia depende en gran parte de usted. Es importante cuándo, cómo y con qué toma las medicinas.

Tomar la medicina correctamente

Necesita tomar sus medicinas como se le prescribieron. Puede parecer obvio, pero por algunos cálculos, sólo la mitad de las personas que toman medicinas para la presión arterial lo hace en las dosis correctas y a la hora apropiada.

Si toma las medicinas demasiado temprano, aumenta el nivel del medicamento en la sangre. Esta sobredosis puede producir síntomas y efectos secundarios como náusea y diarrea, que pueden arruinar el día. Si toma las medicinas demasiado tarde, los niveles del medicamento disminuyen y la presión arterial puede aumentar. Y si deja de tomar las medicinas, la presión arterial puede rebotar a niveles mayores que antes que se diagnosticara el trastorno.

Aquí presentamos algunos consejos para ayudar a tomar sus medicinas apropiadamente:

Relacione sus medicinas con eventos diarios. Si tiene que tomar una medicina en la mañana, ponga la tableta cerca de sus platos para el desayuno, el cepillo de dientes o el rastrillo, si esto no pone en riesgo a niños o animales. De otro modo, pegue una etiqueta cerca de estos objetos para recordarle que tome las pastillas.

Ponga la alarma del reloj despertador o del reloj de pulsera. La alarma le recordará cuando es hora de tomar la medicina.

Use una caja de plástico para pastillas. Si toma varias medicinas, compre una caja de pastillas con uno a tres compartimientos para cada día de la semana. Llene la caja una vez por semana para saber cuáles pastillas toma y cuándo.

Pida ayuda de un ser querido. Pídale que le recuerde tomar sus pastillas, por lo menos hasta que incorpore el hábito en su rutina diaria.

Tome sus pastillas con agua. El agua ayuda a disolver la medicina. Si generalmente toma sus pastillas con otro líquido, verifique con el médico o farmacéutico para estar seguro que se combina bien con la medicina. Si se supone que debe tomar las pastillas con alimento, hágalo así. De otro modo la medicina puede no absorberse apropiadamente en la sangre.

Busque una buena iluminación. No tome su medicina en la oscuridad. Puede involuntariamente tomar la pastilla equivocada.

Conserve los envases originales. Ocasionalmente llévelos al médico para asegurarse que está tomando la medicina correcta en la dosis adecuada.

Note cualquier efecto secundario. Pase esta información al médico en la siguiente consulta. El médico puede ajustar la dosis o intentar una medicina diferente. Todas las medicinas para la presión pueden producir efectos secundarios. Sin embargo, con la medicación correcta, la mayoría de los pacientes presentan pocos problemas.

Vuelva a surtir su prescripción por anticipado. Planee por lo menos un par de semanas por anticipado, en caso que algo inesperado altere su rutina. Las tormentas de nieve, la influenza y los accidentes, son sólo unos cuantos ejemplos de sorpresas que pueden retrasar su ida a la farmacia.

No cambie la dosis. Si la presión arterial aumenta aún cuando usted está tomando su medicina adecuadamente, no aumente la dosis por iniciativa propia. Hable primero con el médico. Tampoco disminuya la dosis sin consultar primero al médico.

Cómo prevenir interacciones medicamentosas

Hay más de 80 medicinas para controlar la presión arterial alta. Algunas pueden producir efectos secundarios peligrosos si se combinan con otras medicinas de prescripción, con medicinas que pueden obtenerse sin receta, con productos alternativos para la salud, con drogas ilícitas e inclusive con algunos alimentos. Por lo tanto, es importante que informe al médico de todas las medicinas que está tomando y pregunte acerca de posibles interacciones perjudiciales.

Medicinas de prescripción. Debido a que muchas medicinas de prescripción pueden interferir con ciertas medicinas para la presión arterial, informe a su médico de todos los medicamentos que está tomando. Combinar dos medicinas que no deben tomarse juntas puede llevar a interacciones de medicamentos que pueden poner en peligro la vida.

Productos que se pueden obtener sin receta. Los calmantes para el dolor, los descongestionantes y las pastillas de dietas son las más involucradas en problemas cuando toma medicinas para la presión arterial. Si toma algunos de estos productos que se pueden obtener sin receta con medicinas para la presión arterial, la presión puede aumentar.

Medicamentos antiinflamatorios. La aspirina, ibuprofén, ketoprofén y naproxén sódico pueden interferir con tres tipos de medicinas para la

¿Podré alguna vez dejar de tomar medicina?

Usted ha tomado su medicina fielmente y su presión arterial es normal de nuevo. Ahora se pregunta si podrá dejar de usarla algún día. La respuesta más probable es "no".

Aún cuando algunas personas con presión arterial alta son capaces de reducir la cantidad de medicinas que toman diariamente, la mayoría de la gente continúa tomando medicina el resto de su vida. Las medicinas para la presión arterial aseguran que la presión permanezca en un nivel seguro y disminuyen su riesgo de accidente vascular cerebral, ataque cardíaco y otras complicaciones de la presión arterial alta no controlada.

En unos cuantos casos, las personas con presión arterial alta grado 1 que han mantenido una presión arterial normal por lo menos un año pueden suspender sus medicinas. Para hacer esto, el médico necesita establecer un plan para reducir gradualmente la medicina. También lo verá frecuentemente para asegurarse que la presión arterial no vuelve a aumentar.

Para manejar con éxito su presión arterial sin medicinas, es esencial controlar el peso, permanecer activo, comer saludablemente y limitar el alcohol. Algunas personas que disminuyen y suspenden las medicinas para la presión arterial necesitan eventualmente volver a tomar las medicinas.

Si los efectos secundarios desagradables son la razón principal para querer suspender su medicina, una mejor solución es trabajar con el médico para encontrar la forma de reducir o eliminar los efectos secundarios.

presión arterial: diuréticos, beta bloqueadores e inhibidores de la enzima convertidora de la angiotensina (ECA).

Tomados ocasionalmente, los antiinflamatorios no son un problema. Pero cuando se usan regularmente, pueden hacer que el cuerpo retenga sal y líquidos, contrarrestando los efectos de los diuréticos. También pueden prevenir la producción y liberación de sustancias químicas que relajan los vasos sanguíneos, contrarrestando los efectos de los beta bloqueadores. Y pueden reducir la capacidad de los inhibidores de la ECA para dilatar los vasos sanguíneos.

Si usted toma un medicamento anti-inflamatorio para artritis o algún otro problema de salud, hable con el médico. El médico puede decidir si cambia la medicina para la presión arterial.

Medicina para resfriados y alergia. Use estos productos sólo de vez en cuando si tiene la presión arterial alta. Contienen pseudoefedrina (un descongestionante) y fenilefrina (usado en nebulizaciones nasales). La pseudoefedrina y la fenilefrina tienen efectos semejantes a la hormona norepinefrina (noradrenalina), y producen contracción de los vasos sanguíneos. Este efecto puede aumentar la presión arterial.

Píldoras de dieta. Contienen fenilpropanolamina, que funciona en la misma forma que la pseudoefedrina y la fenilefrina.

Drogas ilícitas. La cocaína contrae e inflama los vasos sanguíneos e interfiere con los efectos de las medicinas para la presión arterial. Otras drogas ilícitas también causan interacciones medicamentosas peligrosas. Parte de la razón es que la elaboración de estas drogas no está regulada, y pueden contener sustancias ocultas peligrosas, como herbicidas o talco.

Alimentos. El jugo de toronja puede interferir con la capacidad del hígado para extraer ciertos antagonistas del calcio de la sangre. Esto hace que la medicina se acumule en el cuerpo, lo que puede llevar a efectos secundarios molestos o perjudiciales. Si toma felodipina, nifedipina o verapamil, no las tome con jugo de toronja, o tome el jugo de toronja dos horas antes o después de la medicina.

El regaliz natural, ingrediente agridulce agregado al tabaco de mascar y gotas para la tos, puede aumentar la presión arterial porque contiene ácido glicirrízico. Este ácido hace que los riñones retengan sal y líquidos. Si toma un diurético para eliminar el exceso de sal y líquidos, evite el regaliz natural. El regaliz con sabor artificial -el que se usa en dulces- no es un problema.

Cómo reducir los costos de las medicinas

Muchas medicinas para la presión arterial son costosas. Tomar una medicina todos los días el resto de la vida es un prospecto costoso que se amplifica si toma dos o más medicinas diariamente. Sin embargo, hay formas para reducir los costos de las medicinas.

Medicinas genéricas. Una vez que la patente de una medicina de la compañía farmacéutica expira-generalmente después de 17 años, otras compañías tienen libertad para fabricar la medicina con los mismos ingredientes. Esta competencia a menudo obliga al proveedor original a reducir el precio. Además, el costo de las nuevas marcas genéricas generalmente es más bajo. La razón principal es que los fabricantes de genéricos no tienen que recuperar los costos de años de investigación y desarrollo.

Pregunte a su médico si está bien que tome una medicina genérica. No se sorprenda si las nuevas pastillas se ven diferentes de las originales. Las medicinas genéricas tienen otra forma y color. Debido a esto, lea cuidadosamente la etiqueta para asegurarse que la dosis de la medicina es la misma que la medicina original.

Suplementos nutricionales y de hierbas

Los productos alternativos para la salud se están haciendo cada vez más populares. Pero no siempre son eficaces o seguros. Esta lista incluye productos promocionados para controlar la presión arterial y los que pueden aumentarla. Si usted está tomando un suplemento -o considerando tomarlo- informe al médico.

Suplemento	Lo que pensamos y aconsejamos
Suplementos promocionados para disminuir la presión arterial	
Coenzima Q-10	No existen pruebas concluyentes de que controlen la presión arterial
Cápsulas de aceite de pescado contienen ácidos grasos omega-3	Las cápsulas son altas en grasas y en calorías. Pueden producir efectos secundarios gastrointestinales, dejan un sabor a pescado. Es mejor comer pescado.
Ajo	Los resultados de los estudios son mixtos. No hay pruebaconcluyente de que controle la presión arterial
Gingko biloba	No hay prueba concluyente de que controle la presión arterial
Té verde	No hay prueba concluyente de que controle la presión arterial
Potasio, calcio y magnesio	Pueden interferir con otras medicinas. Los suplementos de magnesio pueden causar diarrea. El exceso de potasio puede interferir con el ritmo cardíaco. Es mejor obtener los minerales de los alimentos.
Vitamina C	No hay prueba concluyente de que controle la presión arterial
Suplementos que pueden aumentar la presión arterial	
Efedrina	Se dice que puede favorecer la reducción de peso, causa excitación. Evitarla. Puede causar elevación peligrosa de la presión arterial y de la frecuencia cardíaca.
Raíz de regaliz	Se dice que cura las úlceras, tos y resfriados. Evitarla. Puede aumentar la presión arterial.
Yohimbina	Se dice que aumenta el deseo sexual. Evitarla. Puede aumentar la presión arterial

Las medicinas genéricas no pasan por las mismas pruebas rigurosas que las de patente. Pero la Administración de Alimentos y Medicamentos verifica si las nuevas pastillas contienen los mismos ingredientes activos y si se absorben adecuadamente en el cuerpo. Las medicinas genéricas deben cumplir también los mismos requisitos de identidad, potencia, calidad y pureza de las medicinas de patente. Sin embargo, es una buena idea monitorizar la presión arterial más frecuentemente cuando empieza a tomar una medicina genérica.

Partir las pastillas. Las pastillas generalmente vienen en varias dosis. Muchas veces las pastillas de dosis más altas cuestan sólo un poco más que las versiones de dosis bajas. Esto significa, por ejemplo, que si necesita tabletas de 50 miligramos, puede comprar las tabletas de 100 miligramos, partirlas a la mitad y ahorrar dinero.

Sin embargo, esto no funciona con las cápsulas, que contienen gránulos de liberación prolongada. Los diversos ingredientes no están distribuidos uniformemente de cada lado de la cápsula. Tampoco debe partir las pastillas con capa entérica que se utiliza para que no se disuelvan en el estómago. Si las parte, se anula el efecto de la capa entérica. Además, la medicina que toma puede no venir en una dosis más alta que pueda dividirse en partes iguales. Las pastillas deben cortarse en proporciones iguales.

Verifique con el médico o farmacéutico antes de partir las pastillas para asegurarse que es seguro hacerlo. Puede usted comprar un cortador de pastillas de bajo costo en las tiendas de productos médicos y en algunas farmacias. Es más conveniente y exacto que usar una navaja.

Comprar a granel. Además de comparar los lugares para encontrar el mejor precio entre las farmacias, verifique en las farmacias de descuento por correo. Muchas de éstas son firmas con buena reputación avaladas por grupos respetados como la Asociación Americana de Personas Retiradas.

Los precios de descuento de los proveedores generalmente van de 10 por ciento a 25 por ciento menos de lo que encuentra en algunas farmacias. El descuento está disponible porque la central compra y vende al mayoreo.

Una desventaja de comprar a granel es que si tiene demasiada medicina, parte de ella puede caducar antes de usarla. Si el médico cambia la medicina puede terminar quedándose con medicina que no puede usar. Es mejor comprar suficiente para tres o seis meses únicamente. Si después de recibir la medicina usted descubre que no podrá usarla antes de la fecha de caducidad, muchas compañías cambian las pastillas.

Existe otra desventaja importante de comprar por correo. Pierde el contacto con el farmacéutico que está familiarizado con su historia clínica y con todas las medicinas que toma. Sin embargo, si es diligente en mantener a los médicos al día en las medicinas, los proveedores de descuentos pueden proporcionar una alternativa segura y ventajosa para su bolsillo.

Combinaciones de medicinas. Algunas medicinas para la presión arterial se usan juntas tan a menudo que los fabricantes han combinado los ingredientes en una sola tableta. Estas tabletas de combinación generalmente son menos costosas que las pastillas individuales. Si toma más de una medicina para la presión arterial, pregunte al médico si las medicinas vienen en combinación. Una muestra de medicinas de combinación se presenta en el capítulo 10 (página 115).

Programas de ayuda. Algunas organizaciones de servicio social y compañías farmacéuticas ofrecen medicinas gratuitas o con grandes descuentos a personas con problemas económicos. El médico puede ayudar a referirlo a los servicios sociales apropiados o a los fabricantes de medicinas.

Una lista de las compañías farmacéuticas participantes está disponible en el Directorio de Programas de Prescripción de Medicamentos para Indigentes, publicada por la Asociación de Fabricantes Farmacéuticos, y en el folleto gratuito "Medicamentos Gratuitos o de Bajo-Costo", publicado por la Asociación Americana del Corazón.

Visitas de seguimiento

Si tiene presión arterial alta grado 1 sin evidencia de daño a órganos, el médico lo verá de nuevo en uno o dos meses después de establecer el diagnóstico. Durante esa primera visita de seguimiento valora el progreso –determina si la presión arterial ha disminuido– y le formula preguntas respecto a los efectos secundarios si está tomando medicina.

Si la presión arterial no ha disminuido, el médico puede hacer algunos cambios en el tratamiento, y posiblemente cambie la medicina.

Si tiene elevación de la presión arterial grado 2 o 3 u otros problemas médicos que complican el tratamiento, puede ser necesario ver al médico cada dos a cuatro semanas hasta que la presión arterial se encuentre bajo control.

Una vez que su presión arterial está bien controlada, una visita a al médico una o dos veces al año es a menudo todo lo que se necesita, a menos que usted tenga un problema coexistente, como diabetes, colesterol elevado o enfermedad cardíaca o renal. Entonces necesita ver al médico más frecuentemente.

Las visitas de seguimiento implican típicamente dos determinaciones de la presión arterial, un examen físico general y algunas pruebas de rutina. Las pruebas pueden alertar al médico de posibles problemas por su medicina o de una disminución de la función del corazón o riñón relacionada con su presión arterial. Además, las visitas de seguimiento son una buena oportunidad para hablar con el médico respecto a aspectos relacionados con peso, dieta o nivel de actividad.

Desafortunadamente, cerca de la mitad de la gente con presión arterial alta no ve a los médicos regularmente. Ésta puede ser otra razón por la que la mayoría de estadounidenses con presión arterial alta no tiene controlado el trastorno.

Alcanzar su meta

Si tiene dificultad para disminuir la presión arterial hasta un nivel seguro, puede estar tentado a rendirse. No lo haga. En algunas personas, alcanzar un nivel óptimo o normal de la presión arterial simplemente lleva tiempo.

Usted puede ayudar:
- Aprendiendo todo lo que pueda respecto a la presión arterial alta. Como está leyendo este libro, ya se encuentra avanzado en el camino.
- Practicando buenos hábitos del estilo de vida, como controlar el peso, comer saludablemente, mantenerse físicamente activo y limitar el alcohol.
- Siendo paciente y optimista.

Sus familiares y amigos

Educar a familiares y amigos respecto a la presión arterial alta es importante también para ayudarlo a manejar el trastorno. Si no comprenden el peligro para su salud de la presión arterial alta no controlada, pueden involuntariamente trabajar contra usted. Esto podría incluir ofrecerle alimentos no saludables, importunarlo por el tiempo que pasa en actividades físicas e inclusive quejándose del alto costo de la medicina.

Si sus familiares y amigos comprenden que su vida está en riesgo si no controla la presión arterial pueden ayudar a asegurarse que usted come saludablemente y recordarle cuándo debe tomar las medicinas o que debe caminar diariamente. De hecho, pueden inclusive acompañarlo.

Sus familiares y amigos pueden convertirse en los aliados más leales para ayudarlo a controlar la presión arterial. Por eso es importante que pida y acepte su apoyo.

Un esfuerzo para toda la vida

No hay curación para la presión arterial alta. Siempre la tendrá. Pero puede haber una gran diferencia en la forma en que la enfermedad afecta a su vida. Gran parte de la responsabilidad del control de la presión arterial es suya. A través de los cambios en su estilo de vida, y si es necesario, medicinas, usted puede hacerse responsable de la presión arterial y evitar o reducir los peligrosos efectos de la enfermedad.

Su salud futura depende de usted.

Resumen

Puntos claves para recordar de este capítulo:

- La monitorización de la presión arterial en casa puede ayudarlo a tener controlado el trastorno. Puede comprar un monitor para la presión arterial en los lugares que venden productos médicos y en algunas farmacias.
- Si usted toma medicinas para la presión arterial, es esencial que las tome todos los días como se le ha indicado. Las cajas para guardar las pastillas y los recordatorios diarios pueden ayudar a tomar correctamente sus pastillas.
- Las medicinas genéricas, comprar a granel, partir las pastillas o comprar medicinas de combinación pueden ser opciones para reducir los costos de las medicinas. También están disponibles programas de ayuda si los recursos económicos son limitados.
- Los calmantes para el dolor que pueden obtenerse sin receta, las medicinas para la sinusitis y alergia y las pastillas de dieta pueden interferir con algunas de las medicinas para la presión arterial.
- Vea al médico regularmente como se le recomienda.
- Busque el apoyo de la familia y amigos para ayudarlo a seguir controlado.
- Controlar la presión arterial alta es un compromiso para toda la vida.

Menús con DASH

L as páginas que siguen incluyen una semana de menús desarrollados por las dietistas de la Clínica Mayo, basados en las recomendaciones del plan de alimentación Enfoques Dietéticos para Detener la Hipertensión (DASH). Los menús destacan los granos, verduras, frutas y productos lácteos bajos en grasa. Esta diversidad ayuda a proporcionar suficientes cantidades de los minerales potasio, calcio y magnesio, que se asocian a una menor presión arterial, y más fibra. El menú de cada día se basa en una dieta de 2 000 calorías, con 30 por ciento o menos calorías derivadas de la grasa. (Vea la página 51 para determinar sus necesidades de calorías). Un dietista puede ayudarle a ajustar los menús para adaptarlos a su nivel de calorías. Además, el sodio está limitado a 2 400 miligramos al día.

Acompañando a cada uno de los menús se encuentra la receta para la entrada de la comida. Las recetas utilizan ingredientes comúnmente disponibles y están diseñadas teniendo en cuentas la facilidad de su preparación.

Use estos menús como una guía para adoptar una dieta más balanceada nutricionalmente. No dude en hacer sustituciones o ajustes a los menús para adaptarlos a sus gustos. Si, por ejemplo, no le interesan los duraznos, puede sustituir el durazno del menú del Día 1 con otra fruta, como una manzana o una porción de fresas.

La idea es aprender a disfrutar un variedad de alimentos en la dieta diaria.

Día 1

Desayuno
2 panqués de avena, con 1/2 taza (125 g) cubiertos con salsa de manzana
1 taza (8 oz / 250 g) de yogur bajo en grasa con sabor a frutas
Café descafeinado

Almuerzo
1 sandwich de carne de res con aderezo de barbacoa: 60 g de rosbif en
    rebanadas delgadas, con una cucharada de salsa de barbacoa encima, en
    un aro de cebolla tostado
1 orejón pequeño de maíz o 1/2 taza (90 g) de almendras
Verduras combinadas
2 cucharadas de aderezo de pepino bajo en calorías
1 durazno fresco
1 taza (250 mL) de leche descremada

Cena
Pollo en miel con arroz al chabacano (vea receta, página 165)
Espárragos al vapor (4 a 6 tallos)
1 bizcocho estilo campestre
1 cucharadita de margarina blanda
1/2 jitomate en rebanadas con cilantro fresco
1/2 taza (60 g) de bayas frescas combinadas
Té caliente de hierbas

Colación (a cualquier hora)
1 mollete
3/4 taza (180 mL) de jugo de naranja

Porciones: *Granos 8; frutas 4; vegetales 5; productos lácteos 2; aves de corral, mariscos, carne 2; legumbres/nueces 0; dulces 0*

Análisis nutricional: *Calorías 2 039 (8 564 kilojoules): grasa 40 g; grasa saturada 16 g; colesterol 170 mg; sodio 2 183 mg; fibra 31 g*

Cómo planear el menú
Si se quita la piel del pollo como se menciona en la receta del pollo a la miel en arroz silvestre con chabacano, se ahorran 50 calorías y unos 5 gramos de grasa.

Día 2

Desayuno
1 taza (45 g) de cereal de salvado, con 1/2 taza (90 g) de frutas secas
    combinadas (manzanas, duraznos, pasas)
2 rebanadas de pan integral tostado
1 cucharadita de margarina blanda
1 taza (259 mL) de leche descremada

Almuerzo
1 sandwich de pavo estilo Mediterráneo: 1/4 taza (30 g) de pavo cocinado,
    cubierto con 30 g de queso mozzarella semidescremado, 1/2 rebanada
    de jitomate y 2 cucharadas de salsa comercial, en 2 rebanadas de pan
    integral
1 kiwi
Verduras combinadas con vinagre y 1 cucharadita de aceite de oliva
3/4 taza (180 mL) de jugo de verduras sin sal

Cena
Salmón cocido con salsa de melón (vea receta, página 166)
Papas de cáscara roja al horno (3 pequeñas)
1 pieza de pan integral
1 cucharada de miel
1 taza (250 mL) de leche descremada

Colación (a cualquier hora)
1 manzana
1/3 taza (30 g) de nueces sin sal
1/4 taza (15 g) de pretzels sin sal

Porciones: *Granos 8; frutas 4; vegetales 4; productos lácteos 3; aves de corral, mariscos, carne 1.5; legumbres/nueces 1; dulces 1*

Análisis nutricional: *Calorías 2 010 (8 442 kilojoules): grasa 62 g; grasa saturada 12 g; colesterol 112 mg; sodio 1 725 mg; fibra 30 g*

Cómo planear el menú
Un kiwi proporciona 74 miligramos de vitamina C, que corresponde a la recomendación diaria de vitamina C .

Día 3

Desayuno

1 taza (185 g) de frutas combinadas (melón, plátano, manzana, bayas),
   cubiertas con 1 taza (250 g) de yogur bajo en grasa sabor vainilla
      y 1/3 taza (30 g) de almendras tostadas
1 mollete de salvado
1 taza (250 mL) de leche descremada
Té de hierbas

Almuerzo

Pollo al curry: 1 tortilla de harina mediana con 1/3 taza (2 oz/60 g) pollo
   picado cocinado, 1/2 manzana picada, 2 cucharadas de mayonesa libre
   de grasa y 1/2 cucharadita de polvo de curry
1 taza (125 g) zanahorias crudas
2 galletas de centeno reducidas en sodio
1 nectarina
1 taza (250 mL) de leche descremada

Cena

Fettuccini con albahaca y jitomate deshidratado (vea receta, página 167)
Verduras verdes combinados
2 cucharadas de aderezo César bajo en grasa
1 pieza de pan integral
1 cucharadita de margarina
Agua natural

Colación (a cualquier hora)

Charola con 2 cucharadas de pasas, 3/4 taza (45 g) de mini-pretzels sin sal y
   1/3 taza (30 g) de nueces sin sal

Porciones: *Granos 7; frutas 5; vegetales 4; productos lácteos 3; aves de corral, mariscos, carne 1; Legumbres/nueces 2; Grasas 1; Dulces 0*

Análisis nutricional: *Calorías 2 109 (8 858 kilojoules): grasa 59 g; grasa saturada 8 g; colesterol 61 mg; sodio 1 310 mg; fibra 30 g*

Cómo planear el menú

Consumir más alimentos que no incluyen carne, como el fettuccini con albahaca y jitomate deshidratado, puede ayudar a disminuir su presión arterial y su colesterol. Las personas que siguen dietas basadas en vegetales tienden a un menor riesgo de presión arterial alta y enfermedad cardíaca.

Día 4

Desayuno
Una rebanada de pan integral tostado
2 cucharadas de mantequilla de cacahuate
1 naranja mediana
1 taza (250 mL) leche descremada
Café descafeinado

Almuerzo
Ensalada de espinacas: hojas de espinacas frescas con una pera en
　rebanadas, 1/2 taza (90 g) de gajos de mandarina, 1/3 taza (1 oz / 30 g) de
　cacahuates sin sal y 2 cucharadas de vinagre de vino tinto libre de grasa
12 galletas de trigo bajas en sodio
1 taza (250 mL) de leche descremada

Cena
1 papa dulce y camarones (vea receta, página 168)
1 dona agria
1 cucharadita de margarina blanda
1 taza (125 g) bayas frescas con trocitos de menta
Té helado de hierbas

Colación (a cualquier hora)
1 taza (250 g) de yogur libre de grasa
8 galletas de vainilla

Porciones: *Granos 7; frutas 5; vegetales 4; productos lácteos 3; aves de corral, mariscos, carne 1; legumbres/nueces 2; grasas 1; dulces 0*

Análisis nutricional: *Calorías 1 997 (8 387 kilojoules): grasa 55 g; grasa saturada 7 g; colesterol 78 mg; sodio 1 523 mg; fibra 32 g*

Cómo planear el menú
Agregar una pera y mandarinas a su ensalada de espinacas es una forma fácil de incluir más fruta en su dieta. Cuando se combina con un vaso de jugo de naranja en el desayuno, ya tiene tres porciones de frutas hacia el almuerzo. Estas frutas contienen también cantidades moderadas o altas de potasio.

Día 5

Desayuno
1 taza (185 g) de avena cocinada a la antigua, agregando encima una
    cucharada de azúcar morena
2 rebanadas de pan integral
1 cucharadita de margarina blanda
1 plátano
1 taza (250 mL) leche descremada

Almuerzo
Ensalada de atún: 1/2 taza (155 g) de atún escurrido, envasado en agua, sin
    sal, mezclado con 2 cucharadas de mayonesa libre de grasa, 15 uvas y
    1/4 taza (30 g) apio rebanado servido con lechuga romana
12 galletas de trigo bajas en sodio
1 taza (250 mL) de leche descremada

Cena
Teriyaki de vegetales y trocitos de carne de res (vea receta, página 169)
1 taza (180 g) de arroz al vapor con perejil
1/8 (2 rebanadas) de piña
Té verde

Colación (a cualquier hora)
1 taza (250 g) de yogur libre de grasa
1 plátano

Porciones: *Granos 8; frutas 4; vegetales 4; productos lácteos 3; aves de corral, mariscos, carne 2; legumbres/nueces 0; grasas 2; dulces 1*

Análisis nutricional: *Calorías 2 010 (8 442 kilojoules): grasa 40 g; grasa saturada 6 g; colesterol 190 mg; sodio 1 950 mg; fibra 33 g*

Cómo planear el menú
Una forma simple de asegurar tres porciones de alimentos lácteos es
incluir un vaso de leche descremada con cada alimento o como en el
menú de hoy, sustituir yogur bajo en grasa por una cantidad igual de
calcio. Los productos lácteos son ricos en calcio, un mineral que puede
ayudar a controlar la presión arterial y ayuda a mantener fuertes sus
huesos y sus dientes.

Día 6

Desayuno
1 mollete inglés
1 cucharada de queso crema libre de grasa
1 taza (125 g) de fresas frescas
1 taza (250 mL) de leche descremada

Almuerzo
1 pechuga de pollo, centeno, limón y pimienta: 1/2 pechuga de pollo sin
hueso a la parrilla sazonada con pimienta y limón, agregando encima
lechuga picada y una cucharada de mayonesa baja en grasa, en dos
rebanadas de pan de centeno
1 taza (125 g) de verduras (zanahorias crudas, apio, brócoli)
2 galletas de centeno bajas en sodio
3/4 taza (180 mL) de jugo de frambuesa

Cena
Cordero al romero y frijoles blancos (vea receta, página 170)
1 taza (180 g) brócoli al vapor
1 rebanada de pan integral
1 cucharadita de margarina blanda
1 pera fresca en rebanadas rociada con vinagre balsámico
1 taza (250 mL) de leche descremada

Colación (a cualquier hora)
1 taza (250 g) de queso cottage bajo en grasa
2 chabacanos frescos
8 galletas Graham

Porciones: *Granos 8; frutas 4; vegetales 4; productos lácteos 3; aves de corral, mariscos, carne 2; legumbres/nueces 2; grasas 3; dulces 0*

Análisis nutricional: *Calorías 1 902 (7 988 kilojoules): grasa 35 g; grasa saturada 4 g; colesterol 165 mg; sodio 2 365 mg; fibra 33 g*

Cómo planear el menú
La dieta DASH recomienda cuatro a cinco porciones de legumbres,
nueces o semillas cada semana. Los frijoles blancos en la cena de esta
noche proporcionan dos porciones de legumbres –la mitad de su
objetivo semanal. Los frijoles son bajos en grasa y libres de colesterol, y
proporcionan cantidades abundantes de fibra, proteínas, potasio,
calcio y magnesio.

Día 7

Desayuno
Tortilla de huevo del suroeste: 1 huevo + 2 claras de huevo, 45 g de queso
cheddar bajo en grasa, 1/4 taza (30 g) de pimiento verde o rojo picado,
1/4 taza (45 g) de jitomate picado
1 mollete mediano de harina de maíz
2 cucharaditas de jalea de fruta para untar
3/4 taza (180 mL) de jugo de naranja
Café descafeinado

Almuerzo
Verduras pita: 1 pan integral de pita relleno con lechuga picada,
1/2 jitomate picado, 1/4 pepino en rebanadas, 1/3 taza (45 g) de queso feta
y dos cucharadas de aderezo francés bajo en calorías
10 cerezas
1 taza (250 g) yogur congelado
Té de hierbas

Cena
Vegetales crucíferos fritos con arroz (vea receta, página 171)
1 rebanada de pan con corteza
1 cucharadita de margarina blanda
1 durazno fresco rociado con canela
1 taza (250 mL) de leche descremada

Colación (a cualquier hora)
2 tazas (30 g) palomitas de maíz sin sal
3/4 taza (180 mL) jugo de arándano

Porciones: *Granos 8; frutas 4; vegetales 5; productos lácteos 3; aves de corral, mariscos, carne 1; legumbres/nueces 1; grasas 3; dulces 1*

Análisis nutricional: *Calorías 1 957 (8 219 kilojoules): grasa 52 g; grasa saturada 19 g; colesterol 297 mg; sodio 2 209 mg; fibra 25 g*

Cómo planear el menú
Los vegetales crucíferos fritos con arroz de esta noche incluye
sazonadores del oriente. El sabor de naranja, polvo de cinco especias,
jengibre, ajo y pimiento rojo eliminan la necesidad de la salsa de soya
salada.

Pollo a la miel en arroz silvestre con chabacano

Pollo a la miel
Porciones: 6
Preparación: 10 minutos
Cocinado: 40 minutos

3 cucharadas de germen de trigo
2 cucharadas de miel
1 cucharada de mostaza de Dijon
1 cucharada de néctar o mermelada
$^3/_4$ cucharadita de salsa de soya
reducida en sodio
6 mitades de pechuga de pollo
   con hueso de 155 g cada
   una, quitando toda la grasa visible

Precalentar el horno a 375° F (190° C)

En un tazón pequeño, agregue germen de trigo, miel, mostaza, néctar o mermelada de chabacano y salsa de soya hasta que se mezclen bien.

Arregle las piezas de pollo con el hueso hacia abajo en una plancha para cocinar. Unte la mezcla de germen de trigo sobre las pechugas de pollo. Cocine hasta que el pollo esté dorado y la mezcla de germen de trigo haya formado una costra, 35-40 minutos.

Para servir, divida el arroz en los platos individuales. Coloque encima una mitad de pechuga de pollo.

Por porción: *Calorías* 411 *(kilojoules* 1 721*); proteínas* 36 *g; carbohidratos* 63 *g; grasa* 2 *g; grasa saturada* <1 *g; colesterol* 63 *mg; sodio* 163 *mg; fibra* 5 *g*

Arroz silvestre al chabacano
Necesarias: 6 tazas (1 kg)
Preparación: 20 minutos
Cocinado: 1 hora

30 g setas con tallo,
   secos
1 $^1/_2$ tazas (375 mL)
   de agua tibia
2 tazas (375 g) de arroz fino
con agua fría corriente
1/2 taza (90 g) chabacano
seco en trozos grandes
2 chayotes desmenuzados

En un tazón pequeño, enjuague los hongos en agua tibia hasta que se ablanden un poco, unos 20 minutos.

Saque las setas y guarde el líquido. Corte las setas en trozos grandes. Pase el líquido en que se enjuagaron las setas a través de un cedazo en una taza graduada. Agregue suficiente agua hasta llegar a 5 tazas (1.25 L) de líquido.

Pase el líquido a una cazuela grande hasta que hierva. Agregue el arroz, hongos, chabacano y los chayotes. Que vuelva a hervir, cubra y baje el fuego. Enfríe hasta que el arroz esté blando y todo el líquido se haya absorbido; 45 minutos a 1 hora.

Por porción: *Calorías* 252 *(kilojoules* 1 056*); proteínas* 9 *g; carbohidratos* 55 *g; grasa* <1 *g; grasa saturada* <1 *g; colesterol* 0 *mg; sodio* 6 *mg; fibra* 5 *g*

Salmón cocido con salsa de melón

Salmón cocido
Porciones: 6
Preparación: 40 minutos
Cocinado: 15 minutos

2 cebollas verdes, en rebanadas
delgadas, incluyendo las partes
verdes
1 $1/_2$ cucharadita de menta fresca picada
1 cucharadita jengibre fresco rallado
3 cucharadas de limón rallado
750 g de filete de salmón sin piel
y cortado en 6 piezas

Precalentar el horno a 450° F (230°C)

En un tazón pequeño, poner juntos cebolla,
menta, jengibre y limón rallado.

Coloque 6 cuadros de hoja de aluminio de 25 cm
cuadrados en una superficie. Coloque
una pieza de salmón en el centro de cada
cuadro. Agregue encima una cantidad igual de la
mezcla de cebolla. Doble los bordes del aluminio
y ondúlelos para sellarlos. Coloque los paquetes
en una capa en una plancha para hornear hasta
que estén dorados por todos lados, 12-15
minutos.

Salsa de melón
1 melón dulce de 1.5 kg, sin cáscara
y cortado en cubos pequeños
1 pimiento amarillo con semillas,
tallo y cortado en cuadros
pequeños
1/4 taza (60 mL) jugo de
limón
1/2 cebolla roja (española)
picada
1 chile jalapeño, cortado
en trocitos
2 cucharadas de menta fresca picada

Para hacer la salsa, en un tazón mediano, ponga
juntos, el melón, pimiento, jugo de limón,
cebolla, jalapeño y la menta.

Para servir, pase el contenido de cada paquete a
un plato individual. Agregue encima una cantidad
igual de salsa.

Por porción: *Calorías* 261 *(kilojoules* 1 093*); proteínas* 24 g; *carbohidratos* 14 g; *grasa* 12 g; *grasa saturada* 2 g; *colesterol* 67 mg; *sodio* 83 mg; *fibra* 2 g

Fettuccini con albahaca y jitomate deshidratado

Porciones: 6
Preparación: 15 minutos
Cocinado: 15 minutos

1/3 taza (80 mL) de
  caldo de verduras envasado
1/3 taza (80 mL) de agua
6 jitomates deshidratados
  (no de lata con aceite),
  cortados en rebanadas
2 cucharaditas de aceite de olivo
dientes de ajo, triturados con
  un triturador de ajo
1/3 de cucharadita de hojuelas de
la pasta, pimiento rojo
375 g de fettuccini o
  lingüini seco
1/2 taza (20 g) de hojas
  de albahaca ligeramente trituradas
x2 cucharadas de queso parmesano
  rallado
1 cucharada de migas de pan

En una cacerola pequeña a fuego regular, ponga el caldo de vegetales, agua, jitomates deshidratados, aceite de oliva, ajo y hojuelas de pimiento rojo hasta que hiervan. Sáquelas del fuego, cúbralas y manténgalas calientes.

Llene tres cuartas partes de una olla grande con agua y que hierva. Agregue la pasta y cocínela hasta que tenga una textura fina, unos 10 minutos, o siguiendo las instrucciones del paquete. Retire $^1/_4$ taza (60 mL) del agua de cocción, luego escurra la pasta.

En un tazón para servir calentado, combine la mezcla del caldo, la albahaca y el agua de cocción que se guardó. Revuelva para combinar, y cubra la pasta uniformemente con la salsa.

Para hacer las migas de pan seco, seleccione una barra de pan integral de textura gruesa. Si quiere una menor consistencia de las migas, quite la costra. Con sus manos desmenuce el pan en una batidora o procesador de alimentos hasta que las migas tengan la consistencia deseada. Si quiere migas más secas, extiéndalas en un platillo de cocinar o en una plancha para hornear y póngalas al horno en la temperatura más baja. Hornee aproximadamente 1 hora, agitando ocasionalmente, o hasta que las sienta secas al tacto.

Para servir, divida entre los platillos individuales. Agregue encima una cantidad igual de parmesano y migas de pan.

Por porción: *Calorías 247 (kilojoules 1 033); proteínas 9 g; carbohidratos 45 g; grasa 3 g; grasa saturada <1 g; colesterol 103 mg; sodio 163 mg; fibra 2 g*

Papa dulce y camarones quingombó

Porciones: 6
Preparación: 25 minutos
Cocinado: 30 minutos

$3/_4$ taza (180 mL) de jugo
  de jitomate
1 cebolla, picada
1 pimiento verde con tallo,
  semillas y picado
250 g de quingombó, con tallo
  en rebanadas delgadas
2 tallos de apio, picados
$2/_3$ taza (5 oz/160 mL) de vino
  blanco seco
$1/_4$ taza (2 oz/60 mL) vinagre
  blanco destilado
500 g de papas dulces, peladas
  y cortadas en cubos de 2.5 cm
3 tazas (28 oz/375 g) de jitomate
  molido, envasado o puré de
  jitomate
1 $1/_2$ cucharadas de chile en polvo
$1/_8$ cucharadita de pimienta
24 camarones frescos o
  descongelados enteros
6 tazas (32 oz/1 kg) de arroz blanco,
  caliente cocinado

En una cacerola en fuego medio-intenso, calentar el jugo de jitomate. Agregar la cebolla, pimiento, quingombó y apio salteados hasta ablandarse, 5-7 minutos.

Agregue el vino y el vinagre y llévelos a ebullición. Mezcle y revuelva las papas dulces, jitomates o puré, chile molido y pimienta y cocine hasta llevarlos a ebullición. Reduzca el fuego, cubra y escurra, agitando ocasionalmente hasta que las papas dulces estén blandas, 15-18 minutos.

Agregue los camarones y agite para combinar. Cubra y cocine hasta que los camarones estén rosados, unos cinco minutos.

Para servir, divida el arroz entre los platillos individuales. Agregue encima cantidades iguales del quingombó.

Por porción: *Calorías 362 (kilojoules 1 516); proteínas 14 g; carbohidratos 72 g; grasa 2 g; grasa saturada <1 g; colesterol 49 mg; sodio 397 mg; fibra 6 g*

Teriyaki de verduras y carne de res en trozos

Porciones: 6
Preparación: 25 minutos
Marinar: 30 minutos
Cocinar: 10 minutos

Marinada

$^1/_2$ tasa (125 mL)
  salsa de soya baja en sodio
4 dientes de ajo, triturados con
  una prensa para ajo
2 cucharaditas de jengibre fresco
  rallado
2 cucharaditas de jugo de limón
2 cucharaditas de miel
1/4 cucharadita de hojuelas de
  pimiento rojo
1/4 cucharadita de aceite de sésamo
500 g de filete de res, recortando la
  grasa, cortado en cubitos de 2.5 cm
3 berenjenas japonesas, cortadas
  en pedazos pequeños
625 g de hongos blancos
2 zucchini cortados en pedazos
  pequeños
2 calabazas amarillas, cortadas
  en pedazos pequeños
2 pimientos rojos con tallo,
  semillas, y cortado en
  cuadritos
2 cebollas rojas (españolas) cortadas
  en cuñas pequeños

Para hacer la marinada, en una olla grande, batir juntos salsa de soya, ajo, jengibre, jugo de limón, miel, hojuelas de pimiento y aceite de sésamo. Pasar tres cucharaditas de la marinada a una olla mediana. Agregar la carne de res a la olla mediana, revolviendo para cubrir. Agregar las berenjenas, hongos, zucchini, calabaza, pimientos y cebollas a la olla grande, revolviendo para cubrir.

Cubrir y marinar tanto la carne como los vegetales a temperatura ambiente durante 30 minutos, revolviendo una o dos veces. Mientras, precalentar un asador (parrilla). Cubrir la cazuela para asar con papel aluminio y aerosol para cocinar que no se pegue. Remojar en agua 18 alambres largos.

Usando una cuchara con aberturas, remover la carne y los vegetales de los tazones y secar con toallas de papel. Separar la marinada de la carne. Para los seis alambres, ensarte los cubos de carne en partes iguales en las seis brochetas, alternando con hongos, zucchini, calabaza, pimientos y cebollas.

Trabajando por lotes si es necesario, coloque los alambres separados 5 cm en la cacerola para asar. Coloque la cacerola a 10 cm del fuego. Ase, volteando una o dos veces y aplicando con brocha la marinada de vegetales restante, hasta que los vegetales estén blandos y la carne dorada, 8-10 minutos.

Para servir, coloque los alambres con la carne y los vegetales en cada plato.

Por kabob de verduras: *Calorías 35 (kilojoules 147); proteínas 2 g; carbohidratos 7 g; grasa <1 g; grasa saturada 0 g; colesterol 0 mg; sodio 181 mg; fibra 1 g*

Por porción de carne: *Calorías 160 (kilojoules 670); proteínas 18 g; carbohidratos 8 g; grasa 6 g; grasa saturada 2 g; colesterol 48 mg; sodio 393 mg; fibra 1 g*

Cordero al romero con frijoles blancos

Porciones: 6
Preparación: 10 minutos
Marinar: 30 minutos
Cocinar: 30 minutos

Cordero al romero

1$^1/_2$ cucharaditas de romero
  fresco finamente picado o $^1/_2$
  cucharadita de romero seco
2 dientes de ajo, triturados
  con una prensa de ajo
$^1/_2$ cucharadita de aceite de oliva
6 chuletas de cordero, de
  155 g cada una, recortando
  toda la grasa visible

Frijoles

4 $^1/_2$ tazas (1 kg) de frijoles
  blancos cocinados o de lata
  enjuagados y escurridos
1 $^1/_2$ taza (9 oz/280 g) de
  rebanadas de jitomate fresco
  o de lata, escurridos
1 cebolla pequeña, finamente picada
$^1/_2$ taza (20g) de perejil
  fresco de hoja lisa (italiano)
  picado
1 $^1/_2$ cucharadita de romero
  fresco picado o $^1/_2$ cucharadita
  de romero seco
3 dientes de ajo, triturados
$^3/_4$ cucharadita de pimienta molida
6 ramitas de romero

En un tazón pequeño, combinar el romero, ajo y aceite de oliva. Aplicar la mezcla uniformemente en ambos lados de las chuletas de cordero. Cubrir y marinar a temperatura ambiente 30 minutos.

Para los frijoles, precalentar un horno a 220° C. Rociar un molde de cocinar no hondo (2 L) con aerosol para cocinar sin que se pegue.

En un tazón grande, combinar los frijoles, jitomates, cebolla, perejil, romero, ajo y pimienta. Extender la mezcla en el molde preparado. Cubrir y cocinar unos 15 minutos.

Mientras, precalentar un asador (parrilla). Arreglar las costillas de cordero en una cacerola para asar y colocar la cacerola a 10 cm del fuego.

Asar, volteando una vez, hasta que se doren ligeramente por ambos lados, 6-7 minutos en total. Remover el molde del horno y arreglar las costillas de cordero encima de los frijoles, presionando suavemente. Regresar al horno y cocinar sin cubrir, hasta que los frijoles estén ligeramente dorados por arriba y las costillas estén totalmente cocinadas, unos 10 minutos.

Para servir, dividir los frijoles y las chuletas en los platos individuales. Adorne con ramitas de romero.

Por porción: *Calorías 480 (kilojoules 1 482); proteínas 32 g; carbohidratos 43 g; grasa 7 g; grasa saturada 2 g; colesterol 51 mg; sodio 61 mg; fibra 7 g*

Verduras fritas con arroz

Porciones: 6
Preparación: 20 minutos
Cocinar: 20 minutos

3¹/₂ tasas (875 mL) de agua
1 taza (250 mL) caldo de vegetales de lata
2 cucharadas de naranja rallada
1 ¹/₂ cucharaditas de polvo de cinco especias
3 tazas (655 g) arroz basmati o texmati
1 cucharada de aceite de canola
1 cucharada de jengibre fresco triturado
2 dientes de ajo, triturados
4 cebollas verdes finamente picadas, incluyendo las porciones verdes
¹/₄ cucharadita de hojuelas de pimiento rojo
500 g de coliflor, cortada en gajos
250 g de tofu firme, escurrido, seco y cortado en cubos pequeños
250 g de hongos partidos por la mitad
1 cucharada de aceite de sésamo
1 cucharada de salsa de soya reducida en sodio

En una cazuela grande y pesada, ponga a hervir el agua, caldo, naranja rallada y polvo de cinco especias. Revuelva el arroz. Cuando el líquido vuelva a hervir, cubra y disminuya el fuego. Hierva a fuego lento hasta que el arroz esté blando y el líquido se haya absorbido, unos 18 minutos.

Retire la cazuela del fuego y déjela cinco minutos, cubierta, luego afloje el arroz con un tenedor.

Mientras, ponga al fuego una cazuela grande para freír que no se pegue, y caliente la mitad del aceite.

Agregue la mitad del jengibre, ajo, cebollas verdes y hojuelas de pimiento, y agítelas para freír unos 30 segundos hasta que estén crujientes. Agregue la mitad del brócoli y coliflor y agite para freír hasta que el brócoli se vuelva verde brillante, unos dos minutos.

Agregue la mitad del tofu, hongos, aceite de sésamo y salsa de soya, y agite para freír hasta que el tofu se caliente y los vegetales estén tiernos y crujientes, 2-3 minutos. Transfiera la mezcla a una olla grande y manténgala caliente. Repita con el resto de ingredientes.

Para servir, divida el arroz en los platos individuales. Agregue encima cantidades iguales de vegetales y tofu.

Por porción: *Calorías* 480 (*kilojoules* 2 007); *proteínas* 22 *g; carbohidratos* 91 *g; grasa* 9 *g; grasa saturada* <1 *g; colesterol* 0 *mg; sodio* 352 *mg; fibra* 6 *g*

Las recetas de las páginas 165-171 se usan con autorización de The Mayo Clinic I Williams-Sonoma Cookbook. Weldon Owen Inc., 1998.

Recursos adicionales

Puede contactar estas organizaciones en Estados Unidos para obtener mayor información respecto a la presión arterial alta y trastornos asociados. Algunos grupos ofrecen materiales impresos y videos en inglés sin costo. Otros tienen materiales y videos en inglés que puede usted comprar.

American Diabetes Association
1660 Duke street
Alexandria, VA 22314
800-232-3472
Web site: *www.diabetes.org*

American Heart Association
7272 Greenville Avenue
Dallas, TX 75231-4596
800-242-8721
Web site: *www.amhrt.org*

American Society of Hypertension
515 Madison Avenue, Suite 1212
New York, NY 10022
212-644-0650
Web site: *www.ash-us.org*

Mayo Clinic Health Oasis
Web site: *www.mayohealth.org*

National Heart, Lung and Blood Institute
P.O. Box 30105
Bethesda, MD 20824-0105
301-251-1222
800-575-9355
Web site: *www.nhlbi.nih.gov*

National Hypertension Association
324 East 30th Street
New York, NT 10016
212-889-3557

National Institute of Diabetes and Digestive and Kidney Diseases
Office of Communication
Building 31, Room 9A-04
Bethesda, MD 20892-3560
301-496-3583
Web site: *www.niddk.nih.gov*

National Kidney Foundation
30 East 33rd Street
New York, NT 10016
800-622-9010
Web site: *www.kidney.org*

National Stroke Association
96 Inverness Drive East, Suite 1
Englewood, CO 80112-5112
800-787-6537
Web site: *www.stroke.org*

Índice

¿Cuál es su IMC?

Índice de masa corporal (IMC)

IMC	Saludable		Sobrepeso					Obesidad				
	19	**24**	25	26	27	28	29	30	35	40	45	50
Altura						Peso en libras						
4'10"	91	115	119	124	129	134	138	143	167	191	215	239
4'11"	94	119	124	128	133	138	143	148	173	198	222	247
5'0"	97	123	128	133	138	143	148	153	179	204	230	255
5'1"	100	127	132	137	143	148	153	158	185	211	238	264
5'2"	104	131	136	142	147	153	158	164	191	218	246	273
5'3"	107	135	141	146	152	158	163	169	197	225	254	282
5'4"	110	140	145	151	157	163	169	174	204	232	262	291
5'5"	114	144	150	156	162	168	174	180	210	240	270	300
5'6"	118	148	155	161	167	173	179	186	216	247	278	309
5'7"	121	153	159	166	172	178	185	191	223	255	287	319
5'8"	125	158	164	171	177	184	190	197	230	262	295	328
5'9"	128	162	169	176	182	189	196	203	236	270	304	338
5'10"	132	167	174	181	188	195	202	209	243	278	313	348
5'11"	136	172	179	186	193	200	208	215	250	286	322	358
6'0"	140	177	184	191	199	206	213	221	258	294	331	368
6'1"	144	182	189	197	204	212	219	227	265	302	340	378
6'2"	148	186	194	202	210	218	225	233	272	311	350	389
6'3"	152	192	200	208	216	224	232	240	279	319	359	399
6'4"	156	197	205	213	221	230	238	246	287	328	369	410

Modificado de Guías Clínicas de los Institutos Nacionales de Salud sobre la Identificación, Evaluación y Tratamiento del Sobrepeso y Obesidad en Adultos, 1998.